Adam Jan Penkalla

Der Einfluss des Östrogenrezeptor Beta

Adam Jan Penkalla

Der Einfluss des Östrogenrezeptor Beta

Geschlechtsspezifische Entwicklung der Myokardhypertrophie und linksventrikulären Dysfunktion

Südwestdeutscher Verlag für Hochschulschriften

Impressum / Imprint
Bibliografische Information der Deutschen Nationalbibliothek: Die Deutsche Nationalbibliothek verzeichnet diese Publikation in der Deutschen Nationalbibliografie; detaillierte bibliografische Daten sind im Internet über http://dnb.d-nb.de abrufbar.
Alle in diesem Buch genannten Marken und Produktnamen unterliegen warenzeichen-, marken- oder patentrechtlichem Schutz bzw. sind Warenzeichen oder eingetragene Warenzeichen der jeweiligen Inhaber. Die Wiedergabe von Marken, Produktnamen, Gebrauchsnamen, Handelsnamen, Warenbezeichnungen u.s.w. in diesem Werk berechtigt auch ohne besondere Kennzeichnung nicht zu der Annahme, dass solche Namen im Sinne der Warenzeichen- und Markenschutzgesetzgebung als frei zu betrachten wären und daher von jedermann benutzt werden dürften.

Bibliographic information published by the Deutsche Nationalbibliothek: The Deutsche Nationalbibliothek lists this publication in the Deutsche Nationalbibliografie; detailed bibliographic data are available in the Internet at http://dnb.d-nb.de.
Any brand names and product names mentioned in this book are subject to trademark, brand or patent protection and are trademarks or registered trademarks of their respective holders. The use of brand names, product names, common names, trade names, product descriptions etc. even without a particular marking in this works is in no way to be construed to mean that such names may be regarded as unrestricted in respect of trademark and brand protection legislation and could thus be used by anyone.

Coverbild / Cover image: www.ingimage.com

Verlag / Publisher:
Südwestdeutscher Verlag für Hochschulschriften
ist ein Imprint der / is a trademark of
AV Akademikerverlag GmbH & Co. KG
Heinrich-Böcking-Str. 6-8, 66121 Saarbrücken, Deutschland / Germany
Email: info@svh-verlag.de

Herstellung: siehe letzte Seite /
Printed at: see last page
ISBN: 978-3-8381-0744-8

Zugl. / Approved by: Berlin, Charité - Universitätsmedizin Berlin, Diss., 2010

Copyright © 2013 AV Akademikerverlag GmbH & Co. KG
Alle Rechte vorbehalten. / All rights reserved. Saarbrücken 2013

Inhaltsverzeichnis

EINLEITUNG 7
1.1 Myokardhypertrophie und Herzinsuffizienz 7
   1.1.1 Definition, Ätiologie und Prävalenz 7
   1.1.2 Geschlechtsspezifische Unterschiede bei kardiovaskulären Erkrankungen 8
   1.1.3 Ein möglicher Kandidat: Die Östrogenrezeptoren 9
   1.1.4 Quantifizierung der Myokardhypertrophie 11
1.2 Die Östrogenrezeptoren α und β 12
   1.2.1 Struktureller Aufbau der Östrogenrezeptoren 12
   1.2.2 Gewebsverteilung der Östrogenrezeptoren 13
   1.2.3 Molekulare Wirkungen der Östrogenrezeptoren 14
1.3 Fragestellung 15

MATERIAL UND METHODEN 17
2.1 Versuchstiere 17
2.2 Verwendete Materialien 17
   2.2.1 Verwendete Geräte 17
   2.2.2 Verwendete Chemikalien 22
2.3 Software 22
2.4 Studienbeschreibung - Versuchsablauf 23
   2.4.1 Darstellung der Versuchsgruppen und Gruppengrößen 23
   2.4.2 Zeitlicher Versuchsablauf 23
   2.4.3 Einschluss-, Ausschluss- und Abbruchkriterien 25

2.5 Methoden 27

    2.5.1 Genotypisierung 27

    2.5.2 Induktion einer Aortenstenose 30

    2.5.3 Echokardiografie 31

    2.5.4 Tötung und Organentnahme 40

    2.5.5 Statistische Methoden 40

ERGEBNISSE 41

3.1 Vorversuch zur Quantifizierung der Aortenkonstriktion nach TAC 41

3.2 Druckgradient über der Stenose 42

3.3 Linksventrikuläre Auswurffraktion – zeitlicher Verlauf der
     Änderungen 45

    3.3.1 Wildtyptiere – Effekt von TAC und Geschlecht 45

    3.3.2 ERβ$^{-/-}$-Tiere – Effekt von TAC und Geschlecht 45

    3.3.3 Weibliche Tiere – Effekt von TAC und Genotyp 47

    3.3.4 Männliche Tiere – Effekt von TAC und Genotyp 47

3.4 Geschlechterunterschiede in der Ausbildung der Hypertrophie 49

    3.4.1 Wildtyptiere 49

    3.4.2 ERβ$^{-/-}$-Tiere 49

    3.4.3 Weibliche Tiere 51

    3.4.4 Männliche Tiere 51

3.5 Relative linksventrikuläre Wanddicke 53

    3.5.1 Wildtyptiere 53

    3.5.2 ERβ$^{-/-}$-Tiere 53

    3.5.3 Weibliche Tiere 55

3.5.4 Männliche Tiere 55

3.6 Linksventrikuläre Diameter, Septum- und Hinterwanddicken 58

3.6.1 Linksventrikuläre Diameter 58

3.6.2 Septum- und Hinterwanddicken 59

3.7 Körpergewichte und Tibialängen 62

3.8 Makropathologische Charakterisierung der entnommenen Herzen ... 63

DISKUSSION 65

4.1 Determinanten der linksventrikulären Herzmuskelmasse 67

4.1.1 Geschlechterunterschiede in der Entwicklung der Myokardhypertrophie 67

4.1.2 Einfluss des Genotypen für die Entwicklung der Myokardhypertrophie 69

4.2 Kardiale Funktion 75

4.2.1 Geschlechterunterschiede der kardialen Funktion 75

4.2.2 Genotypeffekte 76

4.2.3 Determinanten des Druckgradienten 77

4.3 Limitationen und Perspektiven 79

4.3.1 Implikationen für zukünftige Studien 79

4.3.2 Limitationen und Perspektiven des ERβ Knock-Out Modells 80

ZUSAMMENFASSUNG 83

LITERATURVERZEICHNIS 85

Inhaltsverzeichnis

PUBLIKATIONSLISTE 97

DANKSAGUNG 98

Abkürzungsverzeichnis

Ao Vmax [mm/s]	Maximale Flussgeschwindigkeit des Blutes
AoPeakGrad [mmHG]	Druckgradient an Stenose
EF [%]	Linksventrikuläre Ejektionsfraktion
ERα$^{-/-}$	Östrogenrezeptor α Knock-Out
ER α/β	Östrogenrezeptor α/β
ERβ$^{-/-}$	Östrogenrezeptor β Knock-Out
FS [%]	Linksventrikuläre Faserverkürzung
IVS	Interventrikuläres Septum
IVSd [mm]	Enddiastolische interventrikuläre Septumdicke
LV	Linker Herzventrikel
LVID	Linksventrikulärer Diameter
LVIDd [mm]	Enddiastolischer linksventrikulärer Diameter
LVIDs [mm]	Endsystolischer linksventrikulärer Diameter
LVM [mg]	Linksventrikuläre Muskelmasse
LVPWd [mm]	Enddiastolische linksventrikuläre Hinterwanddicke
LVPWs [mm]	Endsystolische linksventrikuläre Hinterwanddicke
LVSV [ml]	Linksventrikuläres Schlagvolumen
LVVold [ml]	Enddiastolisches linksventrikuläres Volumen
LVVols [ml]	Endsystolisches linksventrikuläres Volumen
PW	Linksventrikuläre Hinterwand
SHAM	Scheinoperiert
TAC	Transverse Aortic Constriction
Th/R	Relative linksventrikuläre Wanddicke
TL	Tibialänge
Vmaxpoststen [m/s]	Maximale poststenotische Flussgeschwindigkeit
Vmaxpresten [m/s]	Maximale prestenotische Flussgeschwindigkeit
WT	Wildtyp
α-ERKO	Östrogenrezeptor α Knock-Out

Abkürzungsverzeichnis

β-ERKO   Östrogenrezeptor β Knock-Out

EINLEITUNG

1.1 Myokardhypertrophie und Herzinsuffizienz

1.1.1 Definition, Ätiologie und Prävalenz

Die Myokardhypertrophie wird als adaptiver Mechanismus des Herzens angesehen, der einen chronischen Anstieg der Arbeitslast kompensiert. Langfristig kann es jedoch zu einer fehlerhaften Anpassung der kompensatorischen Hypertrophie und zur Fibrosierung des Herzmuskels kommen, aus der sich die Herzinsuffizienz entwickelt[3].
Die chronische Herzinsuffizienz, das Unvermögen des Herzens, die vom Körper benötigte Blutmenge bedarfsgerecht zu befördern, stellt in der Allgemeinbevölkerung das Endstadium vieler Herzkrankheiten dar. Ihr können verschiedene Ursachen zugrunde liegen: Koronare Herzkrankheit, Hypertonie, Diabetes Mellitus und valvuläre Erkrankungen[4, 5]. Die Myokardhypertrophie ist einer der bedeutendsten Vorläufer der Herzinsuffizienz[5, 6] und ein wichtiger und unabhängiger negativer Prädiktor kardiovaskulärer Morbidität und Mortalität[7, 8].

In westlichen Industrienationen nimmt die Prävalenz und Inzidenz der Herzinsuffizienz stetig zu[5]. Die Prävalenz steigt mit zunehmendem Alter an und beträgt für Patienten zwischen 80 und 89 Jahren 6,6% für Männer bzw. 7,9% für Frauen. Eine allgemeine Prävalenz für beide Geschlechter im Alter von 25 bis 74 Jahren wird mit annähernd 2% angegeben[4], für 70 Jahre mit 10%[9]. Die Herzinsuffizienz ist heute die häufigste Diagnose, die zur Hospitalisierung älterer Menschen führt[10]. Trotz neuer, innovativer Therapieschemata ist die Mortalität mit einer 5-Jahres Überlebensrate von 25% für Männer und 38% für Frauen weiterhin inakzeptabel hoch[4, 10].

Einleitung

1.1.2 Geschlechtsspezifische Unterschiede bei kardiovaskulären Erkrankungen

Verlauf und Risikofaktoren der Myokardhypertrophie und Herzinsuffizienz unterscheiden sich zwischen Männern und Frauen[11, 12]. Die Herzinsuffizienz verläuft bei Frauen klinisch generell benigner[13], wobei sie durch einen späteren Ausbruch der Erkrankung, eine höhere Prävalenz für Komorbiditäten, eine gut erhaltene systolische Pumpfunktion und eine diastolische Stauungsinsuffizienz charakterisiert ist[4, 11, 14, 15]. Darüber hinaus können Frauen einen günstigeren Krankheitsverlauf bei ähnlich eingeschränkter systolischer Ventrikelfunktion als bei Männern erwarten[9, 16]. Frauen neigen dazu, eine konzentrische Hypertrophie mit vergleichsweise guter Ventrikelfunktion aber diastolischer Dysfunktion zu entwickeln. Männer hingegen tendieren zur dilatativen Myokardhypertrophie mit einer eingeschränkten systolischen Pumpleistung[9, 17].

Prämenopausale Frauen haben ein vermindertes Risiko, eine Myokardhypertrophie zu entwickeln. Inzidenz und Schweregrad der kardiovaskulären Erkrankungen steigen jedoch nach der Menopause stark an[18, 19]. Diese Beobachtung wird dem fallenden Plasmaspiegel[12] des Sexualhormons Östrogen postmenopausal zugeschrieben[20] und lässt einen protektiven Effekt der Östrogene auf das kardiovaskuläre System der Frau vermuten[13, 21].

Beobachtungsstudien lieferten anfänglich Anhaltspunkte, die einen protektiven Effekt des weiblichen Geschlechts und der Sexualhormone auf die Entwicklung kardiovaskulärer Erkrankungen suggerierten[22, 23].

Trotz dieser gut dokumentierten Geschlechterunterschiede konnten große, randomisierte, klinische Studien, wie die *Heart and Estrogen/progestin Replacement Study (HERS) 1* und *HERS 2*, die *Estrogen Replacement and Atherosclerosis Study (ERA)* und die *Women's Health Initiative Study (WHI)* keinen positiven Einfluss der Hormonersatztherapie auf die Primärprävention der kardiovaskulären Erkrankungen bei Frauen zeigen[20, 24-26]. Dies könnte auf ein komplexes Zusammenspiel molekularer Prozesse schließen lassen, das durch die Östrogenrezeptoren des kardiovaskulären Systems dirigiert wird und heute nicht genug verstanden ist, um präventive Behandlungsstrategien zu entwickeln[27].

Es bleibt also die Frage: Wie sehen die molekularen Grundlagen aus, die Frauen vor der Menopause eine günstigere Prognose in Hinblick auf kardiovaskuläre Erkrankungen zugestehen? Welcher Mechanismus ist für die steigende Mortalität nach der Menopause verantwortlich?

1.1.3 Ein möglicher Kandidat: Die Östrogenrezeptoren

Viele Befunde weisen auf eine direkt und indirekt kardioprotektive Wirkung der Östrogene und auf eine besondere Rolle der Östrogenrezeptoren bei der Entwicklung der druckinduzierten Myokardhypertrophie hin. So zeigten Van Eickels et al.[28], dass physiologische Mengen von 17β-Estradiol die Entwicklung der druckinduzierten Herzhypertrophie in weiblichen, ovariektomierten Mäusen mit Aortenstenose abschwächt und die Querschnittsfläche der Kardiomyozyten verkleinert. Die Studie stützt somit die Hypothese der direkten kardioprotektiven Wirkung des Östrogens auf Kardiomyozyten und das Herz.

Die molekularen Mechanismen der Geschlechterunterschiede bezüglich Entwicklung und Verlauf der Myokardhypertrophie und Herzinsuffizienz sind nicht völlig erforscht. Östrogenrezeptoren könnten für die Unterschiede zwischen Männern und Frauen in Hinblick auf Mechanismen, Morbidität und Mortalität der kardiovaskulären Erkrankungen verantwortlich sein, da sie bei humanen Herzerkrankungen alters-, geschlechts- und krankheitsspezifisch reguliert werden[29, 30]. In einer neueren Untersuchung beschrieben Nordmeyer et al. eine Hochregulation der myokardialen Östrogenrezeptoren α und β (ERα und ERβ) in Patienten mit Aortenstenose und Druckhypertrophie[29].

Jüngste Erkenntnisse weisen auf eine besondere Rolle des ERβ bei der Entwicklung der frühen Myokardhypertrophie hin[31, 32].
Skavdahl et al. zeigten in ihrer Studie[32] eine direkte Wirkung der Östrogenrezeptoren auf die Entwicklung der druckinduzierten Hypertrophie. Sie beobachteten, dass weibliche Östrogenrezeptor-β Knockout (β-ERKO) Mäuse zwei Wochen nach Induktion einer Aortenstenose eine signifikant stärkere Hypertrophie entwickelten als weibliche Wildtyptiere und schlossen auf einen kardioprotektiven Effekt des ERβ. Weibliche α-ERKO Mäuse hingegen entwickelten eine ähnlich starke Hypertrophie wie die Kontrollgruppe.

In einer weiteren Studie[31] konnte eine Myokardhypertrophie weiblicher, ovariektomierter α-ERKO und WT-Mäuse vier Wochen nach Induktion einer Aortenstenose durch Behandlung mit 17β-Estradiol (E2) signifikant reduziert werden. Eine Reduktion der Herzhypertrophie nach Gabe von E2 war nicht unter β-ERKO Mäusen zu beobachten.
Die Studie folgerte, dass E2 durch einen ERβ vermittelten Mechanismus das murine Herz gegen Myokardhypertrophie schützt.

Eine neuere Studie[33] zeigte an weiblichen, ovariektomierten Mäusen *in vivo*, dass E2 die durch Angiotensin II induzierte Myokardhypertrophie hauptsächlich durch eine ERβ vermittelte Signalkaskade mindert. Die Studie gibt erstmals Einblicke, wie E2 durch ERβ molekularbiologisch den Angiotensin II induzierten Signalweg, der zur Hypertrophie und Fibrose der weiblichen Herzen führte, limitiert.

Einleitung

Fernerhin scheint ERβ einen Einfluss auf die Pathogenese der Herzinsuffizienz zu haben. Pelzer et al. bestätigten in einem Experiment am Mausmodell die Hypothese, dass die Entwicklung der Herzinsuffizienz nach Myokardinfarkt durch ERβ abgeschwächt wird[27]. In dieser Studie wiesen β-ERKO Mäuse eine höhere Mortalität nach chronischem Myokardinfarkt auf.

Darüber hinaus konnte gezeigt werden, dass ERβ nicht nur im Tiermodel die Entwicklung der Herzhypertrophie geschlechtsspezifisch beeinflusst, sondern auch im menschlichen Herzen. Zwei Polymorphismen des ERβ Gens wurden mit einer signifikant veränderten linksventrikulären Masse und Wanddicke bei Frauen, aber nicht bei Männern assoziiert. Die Assoziation war am stärksten unter jenen Frauen mit bestehendem Hypertonus ausgeprägt[34]. Dies lässt auf eine führende Rolle des ERβ auf die Entstehung der Herzhypertrophie bei der Frau im Vergleich zum Mann schließen.

1.1.4 Quantifizierung der Myokardhypertrophie

Im klinischen Alltag kommt überwiegend der Echokardiografie die Rolle der Diagnosesicherung der linksventrikulären Hypertrophie zu[8]. Methoden zur echokardiografischen Erfassung der linksventrikulären Maße mittels M-Mode und die Berechnung der linksventrikulären Masse sind standardisiert und wurden für Menschen[35-37] und Mäuse[38-40] detailliert beschrieben. Untersuchungen der *Framingham Heart Study* konnten eindeutig den prognostischen Wert der Echokardiografie für die Feststellung der linksventrikulären Hypertrophie belegen[41, 42].

1.2 Die Östrogenrezeptoren α und β

1.2.1 Struktureller Aufbau der Östrogenrezeptoren

Östrogene regulieren Zellvorgänge über spezifische, intrazelluläre Rezeptoren, die im Zielgewebe exprimiert werden. Derzeit sind zwei Östrogenrezeptoren (ER) bekannt: ERα und ERβ. Sie gehören zur Superfamilie der Nuklearrezeptoren, die im Aufbau eine gemeinsame, evolutionär konservierte Struktur aufweisen[43]. Sie sind jeweils aus fünf unabhängigen, jedoch interagierenden Domänen aufgebaut: der N-terminalen A/B-Domäne, der DNA-Bindungsdomäne DBD (C-Domäne), der Hinge-Domäne (D-Domäne), der Ligandenbindungsdomäne LBD (E-Domäne) und einer C-terminalen F-Domäne[44]. ERα unterscheidet sich in Struktur, Substrataffinität und Funktion von ERβ[45-47]. Jedoch weisen beide humanen Östrogenrezeptoren einen hohen Grad an Homologie auf Ebene der Aminosäuresequenz auf. Sie gleichen sich zu 97% in der DBD, zu etwa 59% in der LBD, jedoch nur zu 17,5% in der NH_2-terminalen A/B-Domäne[48-50] (Abb. 1).

Vergleicht man die Aminosäuresequenz des ERβ der Maus und Ratte mit der des humanen ERβ, so fallen die Homologie und der hohe Konservierungsgrad der DBD (über 98%), der LBD (über 90%) und der A/B-Domäne (etwa 80%) der verschiedenen Spezies untereinander auf[48].

Die Genprodukte ERα und ERβ sind auf verschiedenen Chromosomen kodiert. Das Gen für ERα liegt auf Chromosom 6q25.1[51], das Gen für ERβ auf Chromosom 14q23.2[48, 52].

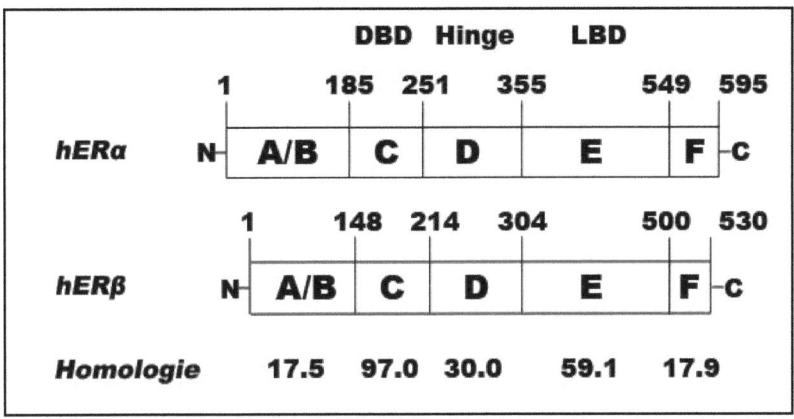

Abb. 1: Darstellung des Aufbaus des ERα und ERβ in Domänen nach [2, 50, 52].
Die eindimensionale Proteinstruktur ist durch Balken dargestellt und die einzelnen Domänen (A-F) sind voneinander getrennt. Die Start- und Endposition der Aminosäure einer jeden Domäne ist über dem Balken aufgetragen. Das N-terminale Ende befindet sich links.
Die prozentuale Homologie der einzelnen Domänen beider Rezeptoren ist unterhalb dargestellt.
hERα: humaner ERα; hERβ: humaner ERβ; DBD: DNA-Bindungsdomäne; LBD: Ligandenbindungsdomäne;

1.2.2 Gewebsverteilung der Östrogenrezeptoren

ERα und ERβ konnten in vielen Geweben, in den Geschlechtsorganen und außerhalb dieser, nachgewiesen werden. In einigen Geweben liegt der Anteil beider Rezeptoren gleich hoch, in anderen dominiert jedoch ein Rezeptortyp[49]. Darüber hinaus können beide Rezeptorsubtypen in demselben Gewebe exprimiert werden, jedoch in verschiedenen Zelltypen[49, 53].
Sowohl ERα als auch ERβ wurden im Zytosol und im Zellkern von Kardiomyozyten und Fibroblasten des Rattenherzens nachgewiesen[54, 55, 56]. Die Lokalisation von ERα und ERβ in humanem Myokardgewebe konnte gezeigt werden[57]. Jüngst kam es jedoch zur Kontroverse, ob das murine Herz ERβ exprimiert[2, 58].
Darüber hinaus wird ERα vor allem in Uterus, Leber, und Niere exprimiert und ERβ in erster Linie in der Prostata, Lunge, Gastrointestinaltrakt und

Blase. Beide Rezeptorsubtypen werden im Ovar, der Brustdrüse, Knochen und bestimmten Regionen des Gehirns koexprimiert[49, 53, 57, 59].

1.2.3 Molekulare Wirkungen der Östrogenrezeptoren

Werden Östrogenrezeptoren durch Steroidhormone aktiviert, kommt es zur Konformationsänderung des Rezeptormoleküls und über mehrere Schritte zur Änderung der Transkriptionsrate Östrogen-regulierter Gene, wie beispielsweise der NO-Synthase[60]. Zu den einzelnen Schritten gehören die Dimerisierung von Rezeptormolekülen, Bindung des Rezeptors an spezifische *Estrogen-Response Elements* (ERE), die Rekrutierung von Kofaktoren und anderen Transkriptionsfaktoren und schließlich die Bildung eines Präinitiationskomplexes[61-65]. Die zellspezifische Expression und Regulierung von Koaktivatoren und -inhibitoren gewährleisten eine akkurate gewebsspezifische und zeitliche Regelung der Östrogen-vermittelten Transkription. Jedoch ist bisher wenig über die Funktion koregulatorischer Moleküle in Zellen des Myokards bekannt[66].

Östrogenrezeptoren können sowohl Homo- als auch Heterodimere bilden[59, 67]. Dies trägt zu einer komplexen Regulation der Genexpression in Zellen, die beide Rezeptorsubtypen exprimieren, bei[55].

Dieser klassische, „genomische" Mechanismus tritt typischerweise in Stunden nach Aktivierung der ERs ein. Östrogene können ebenso über einen „nicht-genomischen", meist in wenigen Sekunden oder Minuten nach Aktivierung der ERs einsetzenden Mechanismus wirken, indem sie Zellmembran-assoziierte ERs[68] oder Östrogen-bindende Proteine[69] aktivieren und folglich zu einer Erhöhung intrazellulärer freier Kalziumionen oder NO führen und Kinasen aktivieren[21].

1.3 Fragestellung

Zusammenfassend kann gesagt werden, dass Geschlechterunterschiede in Ätiologie und Verlauf der Myokardhypertrophie und Herzinsuffizienz existieren und da diese Geschlechterunterschiede zumindest partiell auf Sexualhormone und ihre Rezeptoren zurückgeführt werden, ist es wichtig, die Rolle der Östrogenrezeptoren in der Signaltransduktion, Entwicklung und Pathogenese des Herzens aufzuklären.

Im Vordergrund steht ERβ, dem bisherige Studien eine kardioprotektive Rolle für die Entwicklung der Linksherzhypertrophie zusprachen[1, 27, 31, 32, 70].

Zur Untersuchung der Östrogenrezeptorwirkungen eignen sich Mausmodelle. Mäuse exprimieren dieselben Östrogenrezeptoren wie Menschen[48, 50] und ihre Funktion ist ähnlich[13, 71]. Durch genetische Deletion *(Knock Out)* eines Rezeptors kann die Funktion dieses Rezeptors besser verstanden werden. Daher wurden in der vorliegenden Studie weibliche und männliche Mäuse mit und ohne Deletion des ERβ verglichen.

<u>Vor diesem Hintergrund wurden folgende Arbeitshypothesen erstellt:</u>

1. Es besteht ein Geschlechterunterschied in der Entwicklung der linksventrikulären Hypertrophie und Dysfunktion in Wildtyptieren. Dies soll sich anhand von echokardiografischen Daten zeigen lassen.

2. ERβ hat einen Einfluss auf die Entwicklung der Herzhypertrophie und linksventrikuläre Dysfunktion.

3. Der Effekt von ERβ auf die Entwicklung der Herzhypertrophie und linksventrikulären Dysfunktion ist vom Geschlecht abhängig.

Zur Induktion der Herzhypertrophie wurde das Modell der transversen Aortenkonstriktion (TAC) gewählt, da es sich hierbei um ein validiertes und reproduzierbares Tiermodell der druckinduzierten Hypertrophie handelt[72-74], eine häufige Ursache linksventrikulärer Herzhypertrophie im klinischen Alltag[4, 5].

MATERIAL UND METHODEN

2.1 Versuchstiere

Für diese Studie wurden weibliche und männliche C57BL/6J Mäuse mit einer Deletion des Östrogenrezeptor β ($ER\beta^{-/-}$) und deren Wildtypen ($ER\beta^{+/+}$) aus derselben Zucht verwendet[75]. Die Tiere wurden in der institutseigenen Tierhaltung von geschultem Personal gezüchtet und im Alter von neun bis zehn Wochen in die Studie übernommen.

Die institutseigene Tierhaltung verfügt über eine SPF-Einheit, in der die Tiere in *individually ventilated cages* (IVC)-Systemen gehalten wurden. Standardfutter und Leitungswasser wurden ad libitum gestellt, die Lichtmenge auf zwölf Stunden täglich begrenzt. Die Betreuung der Mäuse erfolgte durch eine geschulte Tierpflegerin und Doktoranden. Die Tierversuchsnummer lautet G0084/05 und die behördliche Genehmigung wurde am 22. April 2005 erteilt.

2.2 Verwendete Materialien

2.2.1 Verwendete Geräte

2.2.1.1 Verwendete Geräte zur Genotypisierung

PCR-*Cycler:*
Mastercycler Gradient, Fa. Eppendorf, Hamburg, Deutschland

Gelelektrophoresesystem:
Life Technologies Gibco BRL Horizon 11.14 und Gel Casting System 11.14, Life Technologies Inc., Gaithersburg, MD, USA

Material und Methoden

Transilluminator:

Intas Gel Jet Imager, Intas Science Imaging Instruments GmbH, Göttingen, Deutschland

2.2.1.2 Verwendete Geräte und Materialien zur Induktion einer Aortenstenose

Beatmungsmaschine:

Mouse Ventilator Minivent Type 845, Hugo Sachs Elektronik Harvard Apparatus GMBH, Deutschland

Stereomikroskop:

Leica MZ 6, Leica Microsystems AG, Heerbrugg, Schweiz

Kaltleuchten:

Schott KL 1500 LCD, Carl Zeiss, Göttingen, Deutschland

Olympus Highlight 2000, Olympus GmbH, Hamburg, Deutschland

Warmleuchte:

Petra electric 150 Watt

Wärmematte:

Sanitas SHK 10

Waage:

Sartorius BL 150 S, Sartorius AG, Göttingen, Deutschland

Operationsbesteck:

Fine Science Tools GmbH, Deutschland

Endotrachealer Tubus:

BD Venflon Pro Flexüle 22 GA 0.9 x 25mm, Beckton Dickinson GmbH, Heidelberg, Deutschland

Ligaturfaden:

6.0 Seidenfaden, FST No. 18020-60, Fine Science Tools GmbH, Deutschland

Ligaturnadel:

Sterican 0.45 x 12mm BL/LB 26 G x 0.5" Nadel, B.Braun Melsungen AG, Melsungen, Deutschland

Faden für Thoraxnaht:

6.0 Perma-Hand Seide, Ethicon GmbH, Norderstedt, Deutschland

Faden für Hautnaht:

6.0 Mersilene Polyester, Ethicon GmbH, Norderstedt, Deutschland

Injektionsanästhetikum:

Ketaminhydrochlorid/Xylazinhydrochlorid-Lösung, Cat. No. K-113, Sigma-Aldrich Chemie GmbH, München, Deutschland

Lösungsmittel:

Isotonische Kochsalzlösung NaCl 0,9%, Fresenius Kabi Deutschland GmbH, Bad Homburg, Deutschland

Analgetikum:

Rimadyl ® (Carprofen), Pfizer, Karlsruhe, Deutschland

2.2.1.3 Verwendete Geräte und Materialien zur Echokardiografie

Ultraschallgerät:
Vevo 770™ High-Resolution In Vivo Micro-Imaging System, Visualsonics Inc., Toronto, Ont., Kanada

Schallkopf:
RMV Scanhead 707, Visualsonics Inc., Toronto, Ont., Kanada

Multifunktionsplattform:
Vevo Mouse Handling Table, Visualsonics Inc., Toronto, Ont., Kanada

Elektrodengel:
Spectra 360, Parker Laboratories Inc., Fairfield, NJ, USA

Ultraschallgel:
Aquasonic Clear, Parker Laboratories Inc., Fairfield, NJ, USA

Enthaarungscreme:
Elca Med, Asid Bonz GmbH, Herrenberg, Deutschland

Waage:
Sartorius BL 150 S, Sartorius AG, Göttingen, Deutschland

Warmleuchte:
Petra electric 150 Watt

Inhalationsnarkotikum:
Isofluran, Abbott GmbH & Co. KG, Wiesbaden, Deutschland

Medizinischer Sauerstoff:

Medizinischer Sauerstoff, Linde AG, Pullach, Deutschland

2.2.1.4 Technische Beschreibung des Ultraschallgeräts

Für diese Studie wurde das kommerziell erhältliche „*Vevo 770™ High-Resolution In Vivo Micro-Imaging System*" verwendet. Der Schallkopf „*RMV Scanhead 707*" ist speziell für die Echokardiographie an Mäusen konzipiert. Es handelt sich um einen mechanischen Sektorscanner mit Einzelelementwandler, der im Frequenzspektrum von 25-35 Megahertz arbeitet und eine fokale Länge von 12,7mm aufweist. Das maximale Sichtfenster im B-Mode beträgt 17 x 17mm mit einer räumlichen Auflösung von 115µm (lateral) und 55µm (axial) und einer Bildwiederholungsrate von 90Hz[40].

Die maximale Impulsfolgefrequenz (PRF) des gepulsten Dopplers (*pulsed wave*-Technik) beträgt 120 kHz, was einer maximal messbaren Flussgeschwindigkeit von 4m/s bei einer optimalen Winkeleinstellung zwischen Schallfeld und Blutstrom von 0° entspricht. Für diese Studie wurde eine axiale Messfensterlänge (*Sample Volume Length*) von 0,25mm verwendet.

Material und Methoden

2.2.2 Verwendete Chemikalien

2.2.2.1 Verwendete Chemikalien zur Genotypisierung

DNA-Aufreinigungskit:

Invisorb ® Spin Tissue Mini Kit, Invitek GmbH, Berlin, Deutschland

PCR-Kit:

50mM $MgCl_2$, NH_4 Reaktionspuffer ohne Magnesium, Taq-DNA-Polymerase, Rapidozym GmbH, Berlin, Deutschland

dNTPs:

dNTP Mix, Invitrogen GmbH, Karlsruhe, Deutschland

Primer:

BioTeZ Berlin-Buch GMBH, Berlin, Deutschland

Tabelle 1: Primer für die Genotypisierung

Basenpaare	5' -> 3'	Amplikon	Basenpaare
ERβKONeo	GCA GCC TCT GTT CCA CAT ACA CTT C	'Neo'-Box	500 bp
ERβKOexon3	AGA ATG TTG CAC TGC CCC TGC TGC T	Exon 3	665 bp
ERβKOint2	GGA GTA GAA ACA AGC AAT CCA GAC ATC	Intron 2	

2.3 Software

Das *„Vevo 770™ High-Resolution In Vivo Micro-Imaging System"* ist eine Microsoft Windows XP betriebene Workstation und verfügte über die Software *„Vevo 770"* in der Version 1.2.0. Auch die *Software Site License*, die ein Arbeiten mit der Software an einem externen Rechner erlaubt, lag in dieser Version vor.

Material und Methoden

2.4 Studienbeschreibung - Versuchsablauf

2.4.1 Darstellung der Versuchsgruppen und Gruppengrößen

Das Ziel dieser Studie war es, Geschlechterunterschiede und die Bedeutung des Östrogenrezeptor β bei der Reaktion des Myokards auf Druckbelastung im Modell der Aortenstenose zu verstehen. Zur Untersuchung standen zwei Überlebenszeitpunkte, die die Erforschung und Darstellung unterschiedlicher Entwicklungsstadien der Myokardhypertrophie erlaubten: Es wurden die finalen Zeitpunkte „zwei Wochen postoperativ" und „neun Wochen postoperativ" gewählt. Daraus ergaben sich unter Berücksichtigung der zu untersuchenden Genotypen, Geschlechter und Operationsarten acht Gruppen je Überlebenszeitpunkt. Tabelle 2 stellt die Gruppierung der Versuchstiere und die jeweiligen Gruppengrößen dar.

Tabelle 2: Darstellung benötigter Versuchsgruppen und Gruppengrößen

	Männlich (2W)	Weiblich (2W)	Männlich (9W)	Weiblich (9W)
Wildtyp SHAM	12	12	12	12
Wildtyp TAC	18	18	18	18
B-ERKO SHAM	12	12	12	12
B-ERKO TAC	18	18	18	18

2.4.2 Zeitlicher Versuchsablauf

2.4.2.1 Zeitlicher Versuchsablauf für Versuchsgruppen mit finalem Zeitpunkt zwei Wochen postoperativ

Die Mäuse wurden in der institutseigenen Tierhaltung geboren. Zwischen der dritten bis fünften Lebenswoche wurde ihnen eine etwa 1cm lange Schwanzbiopsie zur Genotypisierung der Mäuseindividuen entnommen. Im Alter von neun bis zehn Wochen wurden die 18 – 25g schweren β-ERKO

Material und Methoden

(ERβ$^{-/-}$)- und Wildtyptiere (ERβ$^{+/+}$) in die Studie übernommen; heterozygote Tiere (ERβ$^{+/-}$) wurden nicht in die Studie übernommen.

Am Tag 0 wurden die Tiere operiert. Postoperativ wurden die Tiere unter Standardbedingungen gehalten und nach zwei Wochen (Tag 14) echokardiografisch untersucht.

Da ein Einfluss von Isofluran auf die Genexpression nicht vollkommen ausgeschlossen werden konnte (geringe Datenlage der Literatur) und die Tiere vor der echokardiografischen Untersuchung unter Stress standen, wurden die Mäuse nach einer Ruhephase von zwei Tagen getötet, um eine spätere falschpositive oder falschnegative Messung der Genexpression zu vermeiden. Nach der Tötung der Tiere erfolgte die Organentnahme und Präparation von Herz, Lunge und Leber. Des Weiteren erfolgte in ausgesuchten Fällen die fotografische Dokumentation der Mäuseherzen. Abbildung 2 veranschaulicht in vereinfachter Form den zeitlichen Versuchsablauf.

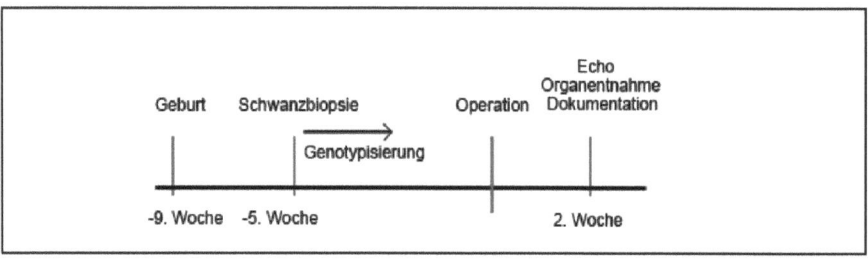

Abb. 2: Studienverlauf der Versuchsgruppen mit finalem Zeitpunkt zwei Wochen postoperativ.

2.4.2.2 Zeitlicher Versuchsablauf für die Versuchsgruppen mit finalem Zeitpunkt neun Wochen postoperativ

Die Mäuse wurden in der institutseigenen Tierhaltung neun bis zehn Wochen preoperativ geboren. Zwischen der dritten bis fünften Lebenswoche wurde ihnen eine etwa 1cm lange Schwanzbiopsie zur Genotypisierung der Mäuseindividuen entnommen. Im Alter von neun bis zehn Wochen wurden die 18 – 25g schweren β-ERKO (ERβ$^{-/-}$) - und Wildtyptiere (ERβ$^{+/+}$) in die Studie übernommen; heterozygote Tiere (ERβ$^{+/-}$) wurden nicht in die Studie übernommen.

Am Tag 0 wurden die Tiere operiert. Postoperativ wurden die Tiere unter Standardbedingungen gehalten und nach zwei Wochen (Tag 14), drei Wochen (Tag 21), vier Wochen (Tag 28), sechs Wochen (Tag 42) und neun Wochen (Tag 63) echokardiografisch untersucht.

Da ein Einfluss von Isofluran auf die Genexpression nicht vollkommen ausgeschlossen werden konnte (geringe Datenlage der Literatur) und die Tiere vor der echokardiografischen Untersuchung unter Stress standen, wurden sie nach einer Ruhephase von zwei Tagen getötet, um eine spätere falschpositive oder falschnegative Messung der Genexpression zu vermeiden. Nach der Tötung der Tiere erfolgte die Organentnahme und Präparation von Herz, Lunge und Leber. Des Weiteren erfolgte in ausgesuchten Fällen die fotografische Dokumentation der Mäuseherzen. Abbildung 3 veranschaulicht in vereinfachter Form den zeitlichen Versuchsablauf.

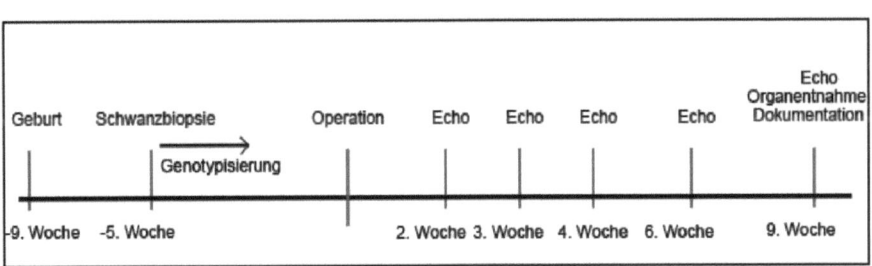

Abb. 3: Studienverlauf der Versuchsgruppen mit finalem Zeitpunkt neun Wochen postoperativ

2.4.3 Einschluss-, Ausschluss- und Abbruchkriterien

Die in die Studie eingeschlossenen Mäuse wogen zum Zeitpunkt der Operation zwischen 18 – 25g und hatten ein Alter von neun bis zehn Wochen.

Konnte ein Tier längerfristig, d.h. über die normale postoperative Erholungsphase von einer Woche hinaus, ein Gewicht von mindestens 18g nicht halten, so wurde es aus der Studie herausgenommen. Ebenso wurden Tiere mit infizierten Operationswunden aus der Studie herausgenommen.

2.5 Methoden

2.5.1 Genotypisierung

2.5.1.1 Präparation genomischer DNA aus Schwanzbioptat

Zur Isolierung genomischer DNA aus murinen Schwanzspitzen wurde der kommerziell erhältliche *Invisorb ® Spin Tissue Mini Kit* verwendet. Dabei wurde gemäß dem mitgelieferten Protokoll verfahren und die gewonnene genomische DNA bei 4°C im Kühlschrank zur Weiterverarbeitung aufbewahrt.

2.5.1.2 Durchführung der Polymerase-Kettenreaktion (PCR)

Für die vorliegende Arbeit wurde folgendes PCR-Protokoll verwendet:

H_2O:	37,75µl
Puffer (10x):	5µl
ErbKOint2 Primer:	1µl
ErbKOexon3 Primer:	1µl
ErbKONeo Primer:	1µl
dNTPs:	1µl
Taq.-Polymerase:	0,25µl
DNA-Probe:	1µl
Gesamtvolumen:	50µl

Programm:

95°C:	4 Minuten	
95°C:	30 Sekunden	
66°C:	30 Sekunden	34 Zyklen
72°C:	45 Sekunden	
72°C:	10 Minuten	

2.5.1.3 Agarosegelelektrophorese

Die Auftrennung und Visualisierung der DNA-Fragmente erfolgte mittels Agarosegelelektrophorese. Zur Herstellung von 100ml 0,8%igem Agarosegel wurde 0,8g Agarose mit 100ml TBE-Puffer (Tris-Borat-EDTA-Puffer) erhitzt, 5µl Ethidiumbromid dazugegeben und im *Gel Casting System* zum Erkalten gebracht. Jedes PCR-Produktvolumen von 50µl wurde mit 7µl Gelladepuffer versetzt und hiervon 15µl in eine Geltasche pipettiert. Nach Anlegen einer Spannung von 150V liefen die PCR-Produkte für 40 Minuten im Gel. Zur Größenbestimmung lief parallel ein 100 bp-Marker mit.

Auf einem UV-Transilluminator wurde die DNA sichtbar gemacht. Die Dokumentation erfolgte durch Einscannen und Ausdrucken der Bilder (Abb. 4).

2.5.1.4 Selektion der geeigneten Mäuse

Die Einordnung der Mäuse in β-ERKO-, Wildtyp- und heterozygote Tiere erfolgte visuell anhand der Geldokumentation.

Fand sich nur eine Bande mit einer Größe von 500bp, so handelte es sich um ein β-ERKO Tier; bei Auftreten nur einer Bande von 665bp um ein Wildtyptier. Bei gleichzeitigem Vorkommen beider Banden handelte es sich um ein heterozygotes Tier, das nicht mit in die Studie aufgenommen wurde (Abb. 4).

Bei fehlendem oder unklarem Bandenmuster wurde die PCR wiederholt.

Alle so erhaltenen Informationen wurden in einer zentralen Exceldatei zusammengeführt und gespeichert.

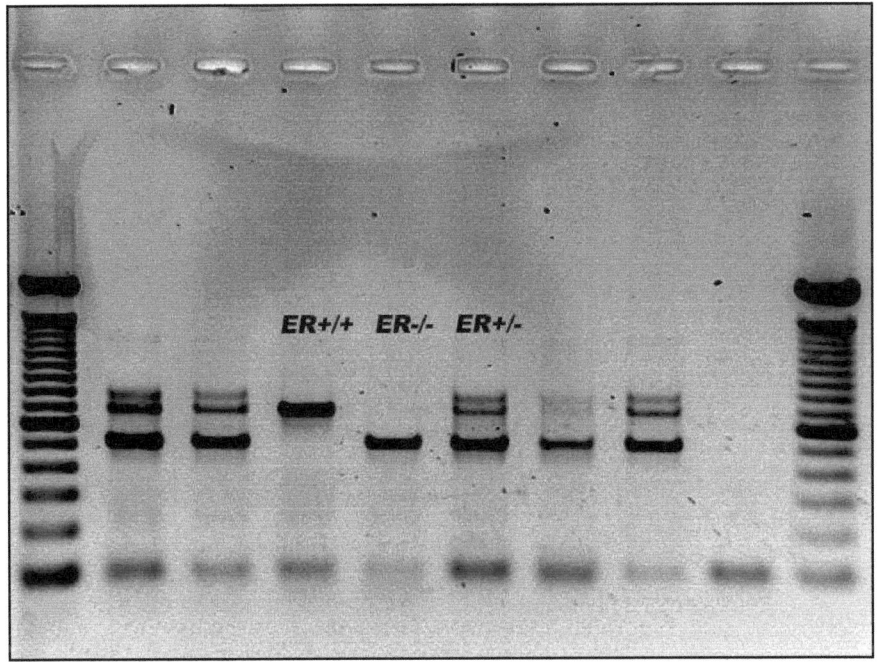

Abb. 4: Ergebnis einer Gelelektrophorese.

2.5.2 Induktion einer Aortenstenose

Nach dem Wiegen wurden die Mäuse mittels einer Lösung aus Ketaminhydrochlorid/ Xylazinhydrochlorid (1ml/kg KG, intraperitoneale Gabe) anästhesiert. Anschließend wurden die Tiere auf einer Wärmematte in Rückenlage fixiert und endotracheal intubiert. Die Beatmung erfolgte über eine Beatmungsmaschine mit einem Atemzugvolumen von 0,2ml Raumluft und einer Respirationsrate von 200 Atemzügen pro Minute. Als Standardzugang zum Thorax diente die mediane Sternotomie. Dazu wurde ein 2 cm langer, vertikaler Hautschnitt auf dem Brustkorb gesetzt und der Thorax mittels eines 1 - 1,5cm langen Sternumschnitts eröffnet. Der Aortenbogen wurde exponiert, die transversale Aorta zwischen dem Truncus Brachiocephalicus und der Arteria carotis communis sinistra isoliert und mit einem 6.0 Seidenfaden ligiert, der gegen eine 26-Gauge-Nadel gezogen wurde (Abb. 5). Die Nadel wurde sofort entfernt und hinterließ eine Konstriktion der Aorta von 0,457mm im Durchmesser. Dies entspricht einer Reduktion der Aortenfläche von über 80%. Scheinoperierte Mäuse durchliefen eine vergleichbare Operationsprozedur ohne Konstriktion der Aorta. Der Thorax und die Haut wurden jeweils mit einer 6.0 Naht verschlossen und die Mäuse erholten sich von der Narkose unter einer Rotlichtlampe. Zur postoperativen Analgesie erhielt jedes Tier Carprofen (5mg/kgKG, intraperitoneale Gabe). Die Operation wurde unter einem Stereomikroskop durchgeführt und dauerte etwa 20 Minuten. [72-74]

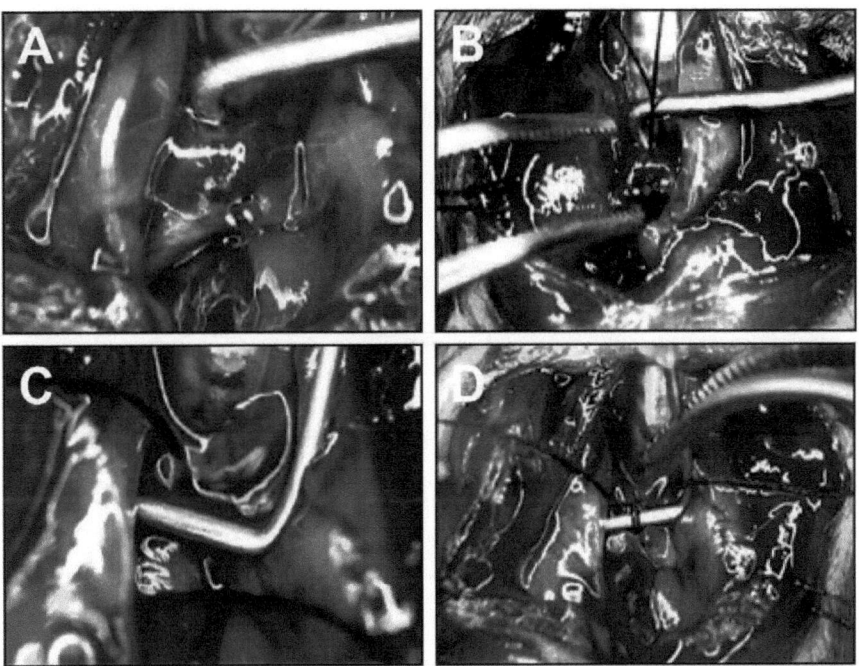

Abb. 5: A-D zeigen die Ligatur der transversalen Aorta.

5A) Mobilisation der Aorta mittels Haken. 5B) Der Ligaturfaden wird dorsal der Aorta durchgezogen. 5C) Darstellung des durchgezogenen Ligaturfadens und Platzierung der 26-Gauge-Nadel ventral der Aorta. 5D) Darstellung der Ligatur wenige Momente vor Entfernen der 26-Gauge-Nadel.

2.5.3 Echokardiografie

2.5.3.1 Vorbereitungen zur echokardiografischen Untersuchung

Nach dem Wiegen wurden die Mäuse mit 1,5%igem Isofluran anästhesiert und in Rückenlage auf einer Multifunktionsplattform fixiert. Jede Extremität wurde zur Herzfrequenzmessung mit Elektrodengel und Tape an transkutanen EKG-Elektroden befestigt. Die Körpertemperatur wurde über einen rektalen Thermometer gemessen und mittels der integrierten Wärmeplattform und einer Rotlichtleuchte bei 36 – 38°C gehalten[38, 76]. Alle

Haare wurden mit chemischem Haarentferner vom Brustkorb entfernt. Als akustisches Ankopplungsmedium für den Schallwandler wurde vorgewärmtes Kontaktgel großzügig auf dem enthaarten Brustkorb verteilt. Nach 1 – 2 Minuten stabilisierte sich die Herzfunktion und es wurde mit der Echokardiografie begonnen.

2.5.3.2 Echokardiografische Untersuchung

Alle Mäuse durchliefen dieselbe echokardiografische Untersuchung.
Jede Untersuchung begann mit der Darstellung des linken Ventrikels in der linksparasternalen Längsachsenebene im zweidimensionalen Echokardiogramm (B-Mode-Echokardiogramm). Daraufhin folgten zwei Aufnahmen des murinen Herzens in der linksparasternalen Querachsenebene in Höhe der Papillarmuskelspitzen (B-Mode). Es folgten durch Selektion einer M-Mode-Linie aus dem zweidimensionalen Bild drei bis fünf Aufnahmen des linksventrikulären Kavum im M-Mode-Echokardiogramm (Abb. 6 und 7).
Durch drehen des Schallwandlers in die rechtsparasternale Längsachsenebene im zweidimensionalen Echokardiogramm wurde der Aortenbogen und bei aortenstenosierten Tieren die Stenose aufgenommen (Abb. 8). Es folgte ein Wechsel in die Dopplerechokardiografie und es wurden zwei Aufnahmen des Strömungsprofils der proximalen aszendierenden Aorta gemacht. Das Messfenster des *pulsed wave*-Strahles wurde direkt distal der Aortenklappe positioniert. Des Weiteren wurde bei aortenstenosierten Tieren das Flussprofil distal der Stenose zweimalig aufgezeichnet. Bei scheinoperierten Tieren erfolgten zwei Aufnahmen des Strömungsprofils distal des Abgangs der Arteria carotis communis sinistra (Abb.8). Es wurde auf eine Winkeleinstellung zwischen Schallfeld und Blutstrom von 0° - 20° geachtet. Eine Winkelabweichung zwischen 0° und 20° verfälscht den Wert

der Dopplerverschiebung nur um höchstens 6% [38]. Bei Winkelabweichungen über 20° nimmt der Fehler rasch zu.

Zuletzt folgten durch Selektion einer M-Mode-Linie aus dem zweidimensionalen Übersichtsbild des Aortenbogens vier Aufnahmen des Aortenlumenquerschnitts der proximalen aszendierenden Aorta im M-Mode-Echokardiogramm. Auf einen senkrechten Strahlengang des Schallfelds gegenüber der Aortenwand wurde geachtet.

Nach Beendigung der echokardiografischen Untersuchung wurden die Mäuse kurz mit reinem medizinischen Sauerstoff beatmet, von der Multifunktionsplattform befreit und getrocknet. Sie erholten sich von der Narkose unter einer Rotlichtlampe. Die vollständige Untersuchung dauerte etwa 15 Minuten.

Material und Methoden

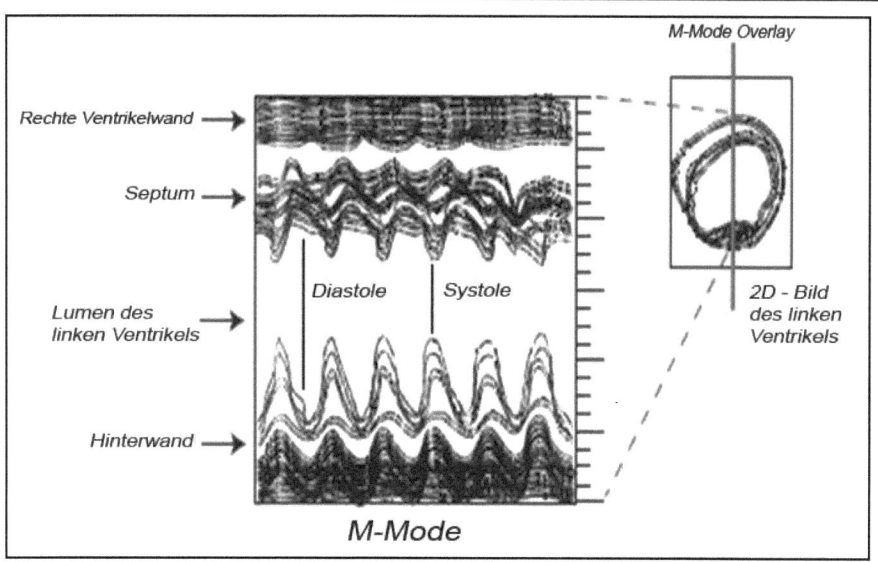

Abb. 6: Schematische Darstellung des M-Mode der parasternalen Kurzachse des Herzens auf Papillarmuskelebene (modifiziert nach Visualsonics, Inc.: Vevo 770 Operators Manual).

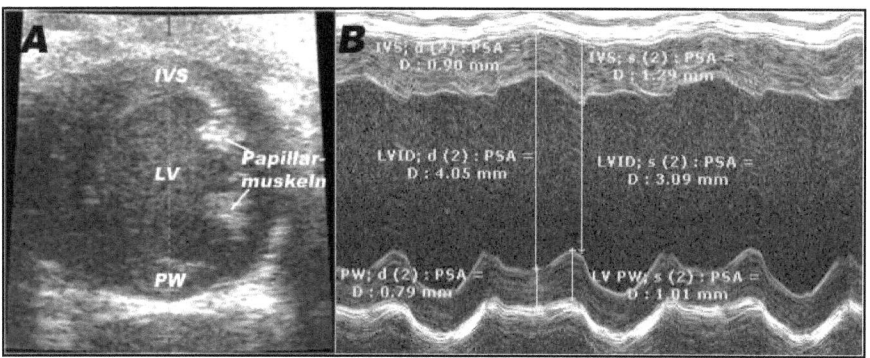

Abb. 7: Echokardiografische Darstellung der linksparasternalen Kurzachse des Herzens auf Papillarmuskelebene im 7A) B-Mode und 7B) M-Mode.

In 7A) ist der M-Mode Overlay zu sehen. 7B) zeigt die im Versuch gemessenen Parameter.

IVS: Interventrikuläres Septum, LV: Linksventrikuläres Lumen, LVID: Linksventrikulärer Diameter, PW: Linksventrikuläre Hinterwand.

Material und Methoden

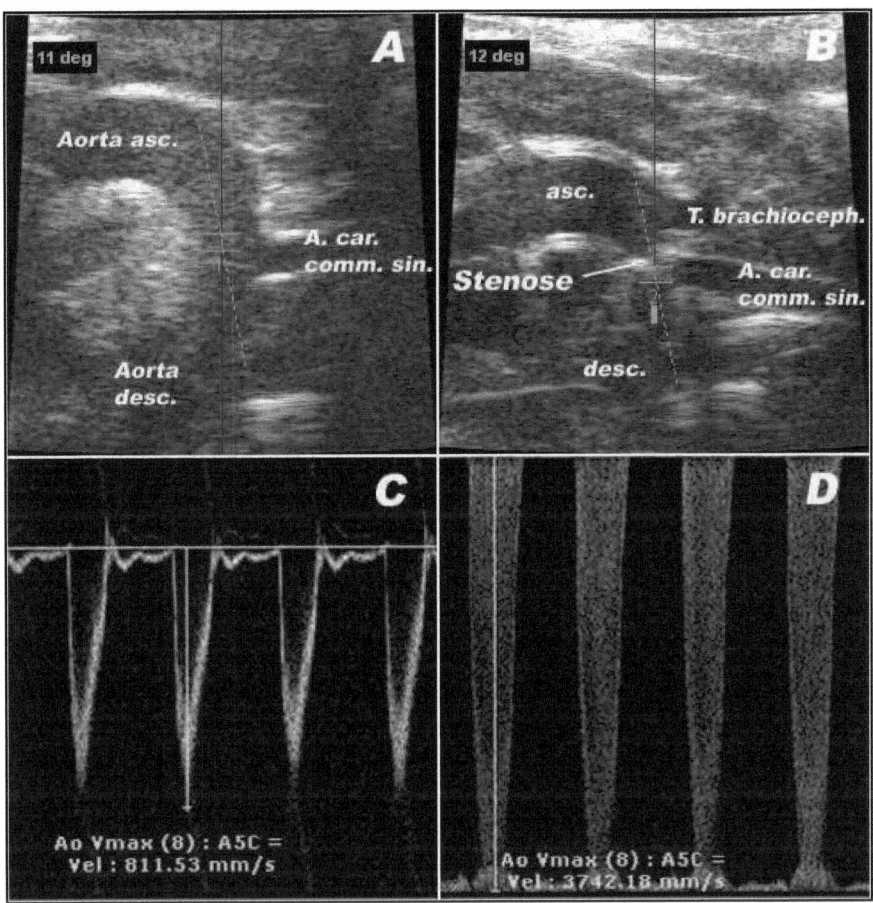

Abb. 8.: Echokardiografische Darstellung des Aortenbogens in rechtsparasternaler Längsachsenebene im B-Mode und der dazugehörigen Flussprofile im Doppler-Mode.
Das Doppler-Messfenster, die Winkeleinstellungen (8A und 8B) und die gemessenen Parameter (8C und 8D) sind zu erkennen. 8A) zeigt den Aortenbogen eines scheinoperierten Tieres. In 8B) ist eine transversale Aortenstenose zu sehen (zwischen Truncus brachiocephalicus und Art. carotis communis sinistra).
Das in 8C) dargestellte Flussprofil wurde durch das in 8A) gezeigte Doppler-Messfenster erfasst.
Das in 8D) dargestellte Flussprofil wurde durch das in 8B) gezeigte Doppler-Messfenster distal der Stenose erfasst.
Ao Vmax: Maximale Flussgeschwindigkeit des Blutes in mm/s.

2.5.3.3 Durchgeführte Messungen

Alle echokardiografischen Messungen wurden entsprechend den Standards der *American Society of Echocardiography* durchgeführt[35-37]. Zur Bestimmung der linksventrikulären Maße und des linksventrikulären Gewichts wurde im M-Mode-Echokardiogramm der linke Ventrikel auf Höhe der Papillarmuskelspitzen in der linksparasternalen Querachsenebene vermessen. Es wurde der linksventrikuläre Diameter (LVID), die linksventrikuläre Hinterwand (LVPW) und das interventrikuläre Septum (IVS) während der Endsystole (s) und Enddiastole (d) vermessen. Alle enddiastolischen Messungen wurden zum Zeitpunkt des größten linksventrikulären Diameters durchgeführt und alle endsystolischen Messungen zum Zeitpunkt des kleinsten linksventrikulären Ausmaßes. Je Versuchstier wurden drei M-Mode-Aufnahmen vermessen. Je M-Mode-Aufnahme wurden drei Herzzyklen vermessen und aus den neun Wertepaaren ein Mittelwert gebildet.

Anhand des Dopplerspektrogramms wurde an mindestens fünf aufeinander folgenden Herzzyklen die Herzfrequenz gemessen. Des Weiteren wurde die maximale linksventrikuläre Ausflussstromgeschwindigkeit distal der Aortenklappe gemessen und aus sechs Werten ein Mittelwert gebildet. Bei aortenstenosierten Tieren konnte die poststenotische Flussgeschwindigkeit gemessen und somit später mittels der maximalen linksventrikulären Ausstromgeschwindigkeit der maximale instantane Druckgradient an der Stenose berechnet werden. Bei auftretendem „Aliasing"-Effekt aufgrund zu hoher Flussgeschwindigkeiten wurde die Null-Linie verschoben. Reichte die Nulllinienverschiebung nicht aus, um die maximale Flussgeschwindigkeit zu ermitteln, so wurde die Messung verworfen. Aus sechs Werten, die aus zwei Dopplerspektren erhalten wurden, bildete man einen Mittelwert. Bei scheinoperierten Tieren ohne Aortenstenose wurde die maximale

Flussgeschwindigkeit distal des Abgangs der Arteria carotis communis sinistra gemessen und aus sechs Werten ein Mittelwert gebildet.

Zuletzt wurde anhand der M-Mode-Aufnahmen des Aortenlumens der proximalen aszendierenden Aorta der Diameter der Aorta vermessen. Je Echokardiogramm wurden drei Herzzyklen vermessen. Aus drei M-Mode-Echokardiogrammen wurden somit neun Werte erhalten und daraus ein Mittelwert gebildet.

Material und Methoden

2.5.3.4 Durchgeführte Berechnungen

Die linksventrikuläre Muskelmasse wurde aus den im M-Mode gemessenen Parametern nach der *Penn-cube* Formel[38, 39, 77] errechnet:

$$LVM = 1{,}05\left((LVIDd + LVPWd + IVSd)^3 - LVIDd^3\right)$$

LVM [mg]: Linksventrikuläre Muskelmasse
LVIDd [mm]: Enddiastolischer linksventrikulärer Diameter
LVPWd [mm]: Enddiastolische linksventrikuläre Hinterwanddicke
IVSd [mm]: Enddiastolische interventrikuläre Septumdicke

Weitere Werte, die aus den gemessenen Parametern errechnet wurden, sind die linksventrikuläre Faserverkürzung in Prozent (*Fractional Shortening*)[38] und die linksventrikuläre Auswurffraktion (*Ejection Fraction*). Sie dienen der Einschätzung der systolischen Funktion des Herzens und gehen dabei von einer regelmäßigen Struktur des Ventrikels aus.

$$FS = \frac{LVIDd - LVIDs}{LVIDd} \times 100$$

FS [%]: Linksventrikuläre Faserverkürzung
LVIDd [mm]: Enddiastolischer linksventrikulärer Diameter
LVIDs [mm]: Endsystolischer linksventrikulärer Diameter

$$EF = \frac{LVVold - LVVols}{LVVold} \times 100$$

EF [%]: Linksventrikuläre Ejektionsfraktion
LVVold [ml]: Enddiastolisches linksventrikuläres Volumen
LVVols [ml]: Endsystolisches linksventrikuläres Volumen

Das linksventrikuläre Schlagvolumen wurde mit Hilfe der Teichholz-Formel für Einzelvolumina wie folgt berechnet[78]:

$$LVVold = \left(\frac{7}{2{,}4 + LVIDd}\right) \times LVIDd^3 \qquad LVVols = \left(\frac{7}{2{,}4 + LVIDs}\right) \times LVIDs^3$$

LVVold [ml]: Enddiastolisches linksventrikuläres Volumen
LVVols [ml]: Endsystolisches linksventrikuläres Volumen
LVIDd [mm]: Enddiastolischer linksventrikulärer Diameter
LVIDs [mm]: Endsystolischer linksventrikulärer Diameter

$$LVSV = \left(\frac{7}{2,4 + LVIDd}\right) \times LVIDd^3 - \left(\frac{7}{2,4 + LVIDs}\right) \times LVIDs^3$$

LVSV [ml]: Linksventrikuläres Schlagvolumen
LVIDd [mm]: Enddiastolischer linksventrikulärer Diameter
LVIDs [mm]: Endsystolischer linksventrikulärer Diameter

Anhand der in der Dopplerechokardiografie gemessenen maximalen pre- und poststenotischen Flussgeschwindigkeiten konnte mittels der vereinfachten Bernoulli-Gleichung der Druckgradient an der Stenose bestimmt werden[76]:

$$AoPeakGrad = 4\left(V\max poststen^2 - V\max presten^2\right)$$

AoPeakGrad [mmHG]: Druckgradient an Stenose
Vmaxpresten [m/s]: Maximale prestenotische Flussgeschwindigkeit
Vmaxpoststen [m/s]: Maximale poststenotische Flussgeschwindigkeit

Die relative, linksventrikuläre Wanddicke Th/R zeigt eine konstante Beziehung zum linksventrikulären, systolischen Druck am gesunden Herzen bei Kindern und Erwachsenen[79, 80]. Ein Th/R Quotient von 0,33 gilt als physiologisch. Höhere Werte werden bei Patienten mit kompensierter Aortenstenose gefunden. Er berechnet sich wie folgt[80-83]:

$$Th/R = \frac{2 \times LVPWd}{LVIDd}$$

Th/R: Relative, linksventrikuläre Wanddicke
LVPWd [mm]: Enddiastolische linksventrikuläre Hinterwanddicke
LVIDd [mm]: Enddiastolischer linksventrikulärer Diameter

2.5.4 Tötung und Organentnahme

Die Tiere wurden mit 3%igem Isofluran anästhesiert und anschließend wurde ein Kehlschnitt durchgeführt. Die Tiere verstarben innerhalb von Sekunden aufgrund Verblutens oder Durchtrennens der Halswirbelsäule.
Der Thorax wurde beidseits lateral eröffnet, das noch schlagende Herz exponiert, von Gefäßen und mediastinalem Gewebe abgetrennt, herausgenommen und in eisgekühlte PBS-Lösung gelegt.
Daraufhin wurde mit der Präparation des linken Ventrikels begonnen: Die Vorhöfe wurden auf Höhe der Klappenebene vom Herzen abgesetzt und das Herz gewogen. Weiterhin wurde es in links-, rechts- und interventrikuläre Muskelmasse getrennt und das Material für weitere molekularbiologische Untersuchungen in Flüssigstickstoff eingefroren.
Des Weiteren wurde die rechte Tibia frei präpariert und ihre Länge mit einem Schiebelineal bestimmt. Die Mäusekadaver wurden fachgerecht entsorgt.

2.5.5 Statistische Methoden

Alle Daten sind als Mittelwert ± Standardfehler dargestellt. Die echokardiografischen Daten wurden anhand einfaktorieller ANOVA und nachfolgender Tukey-Korrektur miteinander verglichen. Bei Vergleich verschiedener Zeitpunkte wurde der abhängige t-Test verwendet. Alle Tests waren zweiseitig. $P < 0,05$ wurde als statistisch signifikant erachtet.
Die grafische Präsentation der Daten wurde mit SIGMAPLOT (Version 10, SYSTAT Software Inc., San Jose, CA, USA) erstellt. Zur statistischen Auswertung der Ergebnisse wurde SPSS (Version 13.0 und 16.0, SPSS Inc., Chicago, IL, USA) verwendet.

ERGEBNISSE

3.1 Vorversuch zur Quantifizierung der Aortenkonstriktion nach TAC

Zur Bestimmung des verbleibenden Aortenlumens und der Stärke der Konstriktion nach TAC wurde ein Vorversuch durchgeführt. Mittels Echokardiografie wurde der diastolische und systolische Diameter der aszendierenden Aorta von jeweils 20 weiblichen und männlichen Tieren gemessen und später die Lumenfläche berechnet (Fläche = 0,785 x [Diameter^2]). Ebenso wurde die verbleibende Lumenfläche nach Stenoseinduktion mittels 25G, 26G und 27G – Nadel berechnet (Tabelle 3 und Tabelle 4).

Tabelle 3: Vergleich der unterschiedlichen Gaugestärken und deren Außendurchmesser nach ISO/DIN 9626.

Gaugegröße	Außendurchmesser [mm]
25 Gauge	0,508
26 Gauge	0,457
27 Gauge	0,406

Tabelle 4: Darstellung der gemessenen systolischen und diastolischen Diameter der Aorta und der errechneten, verbleibenden Aortenfläche nach Stenose mit gegebener Nadel.
Werte sind als Mittelwert ± Standardfehler in Millimeter dargestellt.

	Männlich (n=20)	Weiblich (n=20)
Diastolischer Diameter [mm]	1,21±0,02	1,15±0,02
Systolischer Diameter [mm]	1,44±0,03	1,39±0,03
Fläche (diastolisch) [mm^2]	1,15±0,04	1,04±0,04

Nadelgröße	Aortenrestfläche [%]	
25G	17,62	19,56
26G	14,26	15,83
27G	11,25	12,50

Aufgrund der gemessenen und errechneten Werte wurde zugunsten der 26G-Nadel entschieden. Das Aortenlumen wird somit um 85% stenosiert. Unter Verwendung einer 27-Gauge Nadel wäre mit der vorzeitigen Entwicklung einer dekompensierten Herzinsuffizienz und einem Anstieg der postoperativen Mortalität im neunwöchigen Verlauf zu rechnen gewesen.

3.2 Druckgradient über der Stenose

Ein ausgeprägter Druckgradient über der Stenose war bei druckbelasteten Tieren zwei, drei, vier, sechs und neun Wochen nach Operation mit einer 26G-Nadel vorhanden (Abb. 9A und B). Der Anstieg war im Vergleich zur jeweiligen Kontrollgruppe signifikant (jeweils p=0,000). Bei druckbelasteten β-ERKO-Mäusen trat sechs (p=0,016) und neun (p=0,001) Wochen postoperativ ein Geschlechterunterschied im ausgebildeten Druckgradienten auf: Der Druckgradient weiblicher Tiere war signifikant höher als bei männlichen Tieren (Abb. 9B).

Ergebnisbeschreibung

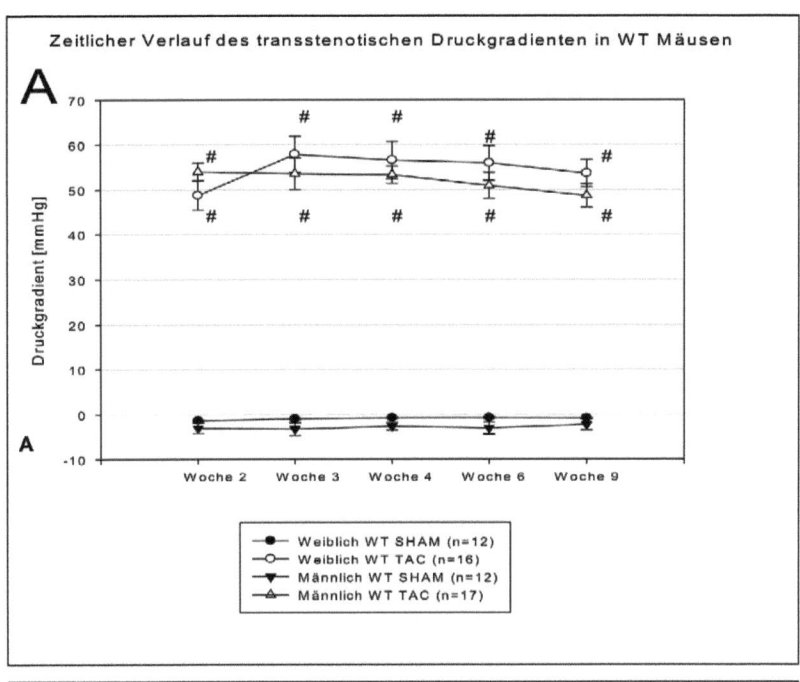

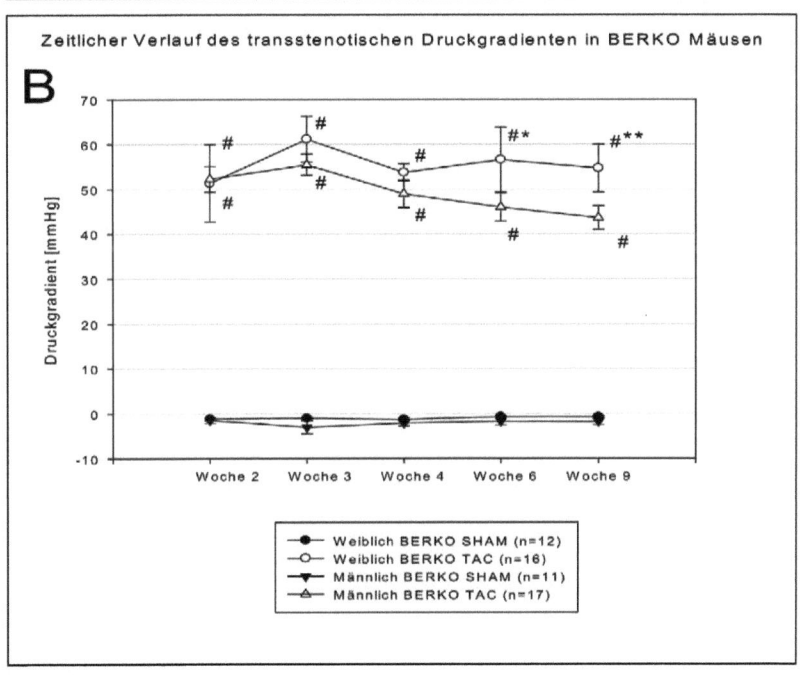

Ergebnisbeschreibung

Abb. 9A und B zeigen den zeitlichen Verlauf des transstenotischen Druckgradienten der WT-(A) und ERβ$^{-/-}$-(B) Mäuse in mmHg.

9A) zeigt die Gradienten zwei, drei, vier, sechs und neun Wochen nach Operation bei WT-Mäusen, 9B) zeigt die Gradienten zwei, drei, vier, sechs und neun Wochen nach Operation bei ERβ$^{-/-}$-Mäusen.

Als Kontrolle dienten geschlechts- und genotypgleiche, scheinoperierte Tiere.

*p<0,05 Männlich TAC vs. Weiblich TAC, **p<0,01 Männlich TAC vs. Weiblich TAC, #p<0,01 TAC vs. SHAM

WT: Wildtyp, BERKO: β-*Estrogen Receptor Knock-out*, TAC: Transverse Aortenkonstriktion, Sham: Scheinoperiert.

3.3 Linksventrikuläre Auswurffraktion – zeitlicher Verlauf der Änderungen

3.3.1 Wildtyptiere – Effekt von TAC und Geschlecht

Zwei Wochen nach TAC-Operation unterschied sich die linksventrikuläre Ejektionsfraktion (EF) weiblicher und männlicher Wildtyptiere in den Kontrollgruppen nicht von denen druckbelasteter Tiere. Ein Trend zu niedrigeren EF Werten in männlichen TAC-Tieren erreichte keine Signifikanz (Abb. 10A).

Die Unterschiede zur Kontrollgruppe erreichten in den männlichen TAC-Tieren Signifikanz nach vier Wochen, in den weiblichen TAC-Tieren erst nach sechs Wochen (Abb. 10A). Druckbelastete, männliche Wildtyptiere zeigten von der zweiten bis neunten Woche einen Trend zu einer niedrigeren EF (nicht signifikant) gegenüber druckbelasteten weiblichen Tieren.

Die EF der männlichen WT-Kontrollgruppe nahm von der zweiten zur neunten Woche signifikant ab (p=0,02). Dagegen blieb die EF der weiblichen WT-Kontrollgruppe unverändert. In der TAC-Gruppe nahm die EF in männlichen und weiblichen Tieren signifikant ab (jeweils p<0,01). Der Abfall war in den männlichen Tieren im Trend stärker ausgeprägt und ging schneller vor sich.

3.3.2 $ER\beta^{-/-}$-Tiere – Effekt von TAC und Geschlecht

Zwei Wochen nach TAC-Operation war die linksventrikuläre Ejektionsfraktion der $ER\beta^{-/-}$-Gruppen im Vergleich zu den Kontrollgruppen unabhängig vom Geschlecht unverändert (Abb. 10B). In der vierten, sechsten und neunten Woche bestand ein signifikanter Unterschied der EF zwischen den druckbelasteten, männlichen $ER\beta^{-/-}$-Mäusen und der Kontrollgruppe (Abb. 10B). Weibliche $ER\beta^{-/-}$-TAC-Tiere erreichten eine statistisch signifikante

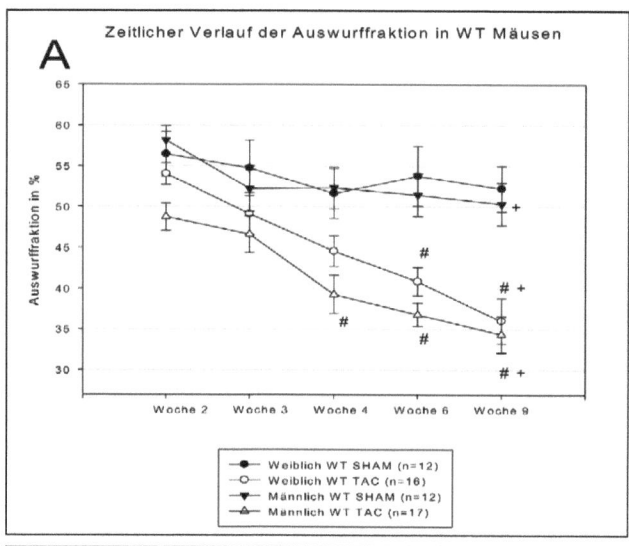

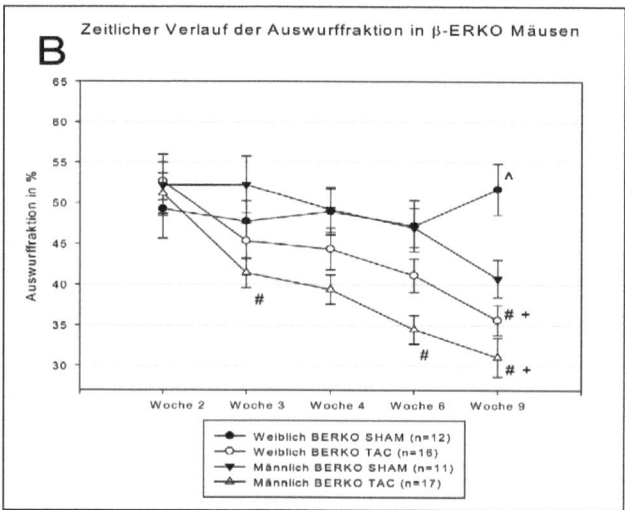

Abb. 10A zeigt die Auswurffraktion der Wildtyptiere zwei, drei, vier, sechs und neun Wochen postoperativ. Abb. 10B zeigt die Auswurffraktion der ER$\beta^{-/-}$-Tiere zwei, drei, vier, sechs und neun Wochen postoperativ.

Als Kontrolle dienten geschlechts- und genotypgleiche, scheinoperierte Tiere.

#$p<0,05$ TAC vs. SHAM, *$p<0,05$ Männlich vs. Weiblich; +$p<0,05$ neunte gegenüber zweite Woche (abhängiger t-Test);

WT: Wildtyp, β-ERKO: β-*Estrogen Receptor Knock-out*, TAC: Transverse Aortenkonstriktion, Sham: Scheinoperiert;

Differenz der EF zur Kontrollgruppe in der neunten Woche (Abb. 10B). Druckbelastete, männliche ERβ$^{-/-}$-Mäuse zeigten von der dritten bis neunten Woche einen Trend zu einer niedrigeren EF (nicht signifikant) gegenüber weiblichen TAC-Tieren.

Ein messbarer Geschlechterunterschied der linksventrikulären Auswurffraktion trat neun Wochen postoperativ zwischen den ERβ$^{-/-}$-Kontrollgruppen auf (p=0,04, unabhängiger t-Test p=0,006). Die EF weiblicher Tiere war höher als die männlicher Tiere.

Die EF der weiblichen und männlichen ERβ$^{-/-}$-TAC-Gruppe nahm von der zweiten zur neunten Woche ab (p=0,000). Der Abfall war in den männlichen Tieren im Trend stärker ausgeprägt und ging schneller vor sich.

3.3.3 Weibliche Tiere – Effekt von TAC und Genotyp

Zwei Wochen nach der TAC-Operation änderte sich die linksventrikuläre Ejektionsfraktion weiblicher TAC-Gruppen im Vergleich zu den Kontrollgruppen kaum. Sie wurde unabhängig vom Genotyp aufrechterhalten (Abb. 10C).

Weiterhin zeigten die weiblichen TAC-Gruppen zwei Wochen postoperativ eine annähernd gleiche EF, die bis zur neunten Woche signifikant abnahmen (jeweils p=0,000) (Abb. 10C). Ein Genotypenunterschied in der Ausbildung der EF unter weiblichen TAC-Gruppen konnte nicht beobachtet werden.

3.3.4 Männliche Tiere – Effekt von TAC und Genotyp

Männliche TAC-Gruppen zeigten eine annähernd gleiche EF zwei Wochen postoperativ, die bis zur neunten Woche signifikant abnahmen (jeweils p = 0,000, Abb. 10D). In der vierten, sechsten und neunten Woche bestand ein signifikanter Unterschied der EF zwischen den druckbelasteten, männlichen ERβ$^{-/-}$-Mäusen und der Kontrollgruppe (Abb. 10D). Männliche WT TAC-Tiere

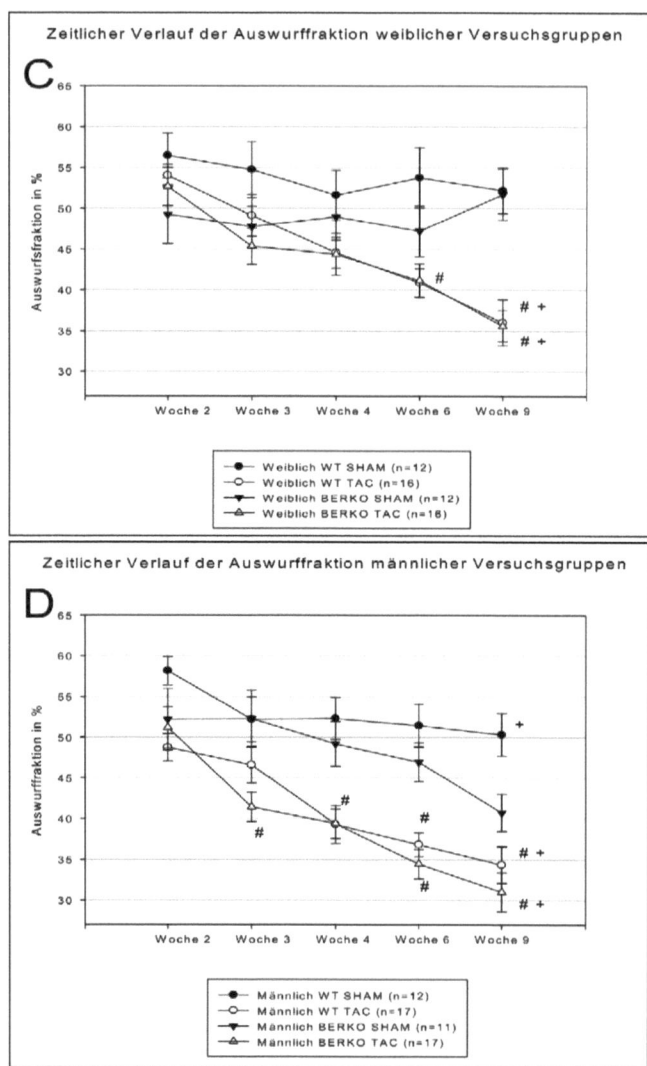

Abb. 10C zeigt die Auswurffraktion der weiblichen Versuchsgruppen zwei, drei, vier, sechs und neun Wochen postoperativ. **Abb. 10D** zeigt die Auswurffraktion der männlichen Versuchsgruppen zwei, drei, vier, sechs und neun Wochen postoperativ.
Als Kontrolle dienten geschlechts- und genotypgleiche, scheinoperierte Tiere.
#$p<0,05$ TAC vs. SHAM, +$p<0,05$ neunte gegenüber zweite Woche (abhängiger t-Test);
WT: Wildtyp, β-ERKO: β-*Estrogen Receptor Knock-out*, TAC: Transverse Aortenkonstriktion, Sham: Scheinoperiert;

erreichten eine statistisch signifikante Differenz der EF zur Kontrollgruppe ab der vierten Woche (Abb. 10D). Ein Genotypenunterschied in der Ausbildung der EF unter männlichen TAC-Gruppen konnte nicht beobachtet werden.

3.4 Geschlechterunterschiede in der Ausbildung der Hypertrophie

3.4.1 Wildtyptiere

Sowohl in der TAC-Gruppe der männlichen als auch weiblichen Wildtypmäuse führte die Induktion der Aortenstenose von der zweiten bis neunten Woche postoperativ zu einer signifikanten Vergrößerung der linksventrikulären Masse (LVM/TL) im Vergleich zur jeweiligen Kontrollgruppe (Abb. 11A). Dabei war die LVM/TL männlicher WT-TAC-Mäuse von der dritten bis neunten Versuchswoche postoperativ höher als die weiblicher TAC-Wildtyptiere ($p_{Woche\ 3}$ = 0,066, $p_{Woche\ 4}$ = 0,006, $p_{Woche\ 6}$ = 0,015, p_{Woche9}= 0,01), wohingegen die LVM/TL der Kontrollgruppen praktisch identisch war (Abb. 11A). Ab der vierten Versuchswoche bestand ein signifikanter Geschlechterunterschied in der Ausbildung der Linksherzhypertrophie bei Wildtyptieren.

3.4.2 ERβ$^{-/-}$-Tiere

In der TAC-Gruppe der männlichen und weiblichen ERβ$^{-/-}$-Mäuse führte die Induktion der Aortenstenose zu einer signifikanten Myokardhypertrophie im Vergleich zur jeweiligen Kontrollgruppe von der zweiten bis neunten Woche postoperativ (Abb. 11B). Die LVM/TL der Kontrollgruppen war praktisch identisch. Ein Geschlechterunterschied in der Ausbildung der Linksherzhypertrophie wurde unter TAC-Gruppen nicht beobachtet (Abb. 11B).

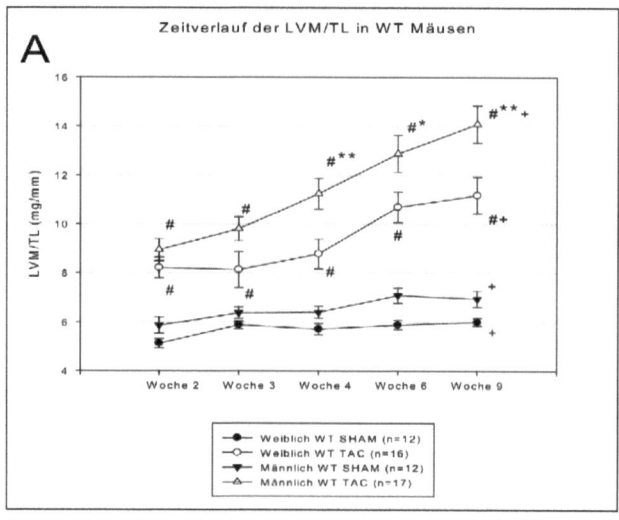

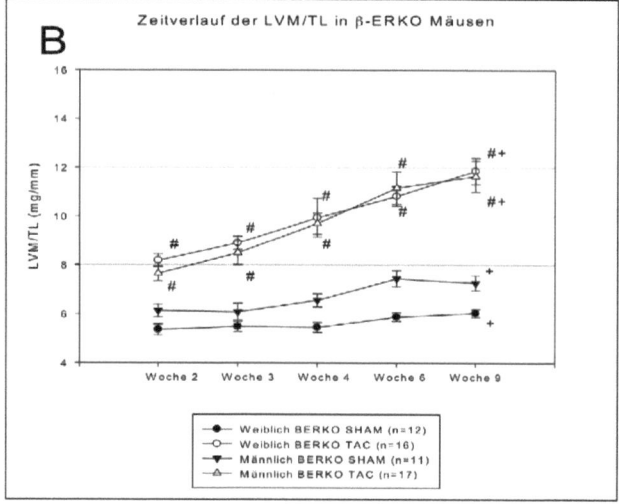

Abb. 11A zeigt die linksventrikulären Muskelmassen zur Tibialänge der Wildtyptiere zwei, drei, vier, sechs und neun Wochen postoperativ. Abb. 11B zeigt die linksventrikulären Muskelmassen zur Tibialänge der ERβ$^{-/-}$-Tiere zwei, drei, vier, sechs und neun Wochen postoperativ.

Als Kontrolle dienten geschlechts- und genotypgleiche, scheinoperierte Tiere.

#$p<0,05$ TAC vs. SHAM, *$p<0,05$ Männlich vs. Weiblich, **$p<0,01$ Männlich vs. Weiblich, +$p<0,05$ Neunte gegenüber zweiter Woche (abhängiger t-Test);

WT: Wildtyp, β-ERKO: *β-Estrogen Receptor Knock-out*, TAC: Transverse Aortenkonstriktion, Sham: Scheinoperiert, LVM: Linksventrikuläre Masse, TL: Tibialänge;

Im Vergleich zu den Wildtyptieren war der signifikante Unterschied aufgehoben.

3.4.3 Weibliche Tiere

In weiblichen TAC-Gruppen führte die Induktion der Aortenstenose zu einer signifikanten Hypertrophieentwicklung im Vergleich zur jeweiligen Kontrollgruppe von der zweiten bis neunten Woche postoperativ (Abb. 11C). Weibliche TAC-Gruppen zeigten zwei Wochen postoperativ denselben Grad an Myokardhypertrophie. Das Ausmaß der Hypertrophie nahm zu den folgenden Untersuchungszeitpunkten in beiden Gruppen zu. Druckbelastete, weibliche $ER\beta^{-/-}$-Tiere wiesen drei, vier und neun Wochen einen leicht höheren, nicht signifikanten Grad an Hypertrophie auf als weibliche Wildtyptiere. Es wurde kein signifikanter Unterschied der LVM/TL zwischen den Kontrollgruppen beobachtet.

3.4.4 Männliche Tiere

In männlichen TAC-Gruppen führte die Induktion der Aortenstenose zu einer signifikanten Hypertrophiezunahme im Vergleich zur jeweiligen Kontrollgruppe von der zweiten bis neunten Woche postoperativ (Abb. 11D). Die linksventrikuläre Hypertrophie männlicher TAC-Wildtypmäuse war von der zweiten bis neunten Versuchswoche postoperativ im Trend stärker ausgebildet als in druckbelasteten, männlichen $ER\beta^{-/-}$-Tieren (Abb. 11D), wobei ein initial bestehender Unterschied verstärkt wurde. Jedoch erreichte die Differenz erst in der neunten Woche statistische Signifikanz ($p_{Woche\ 2}$ = 0,074, $p_{Woche\ 3}$ = 0,280, $p_{Woche\ 4}$ = 0,125, $p_{Woche 6}$ = 0,094, $p_{Woche\ 9}$ = 0,035). Der LVM/TL-Quotient der Kontrollgruppen war praktisch identisch (Abb. 11D).

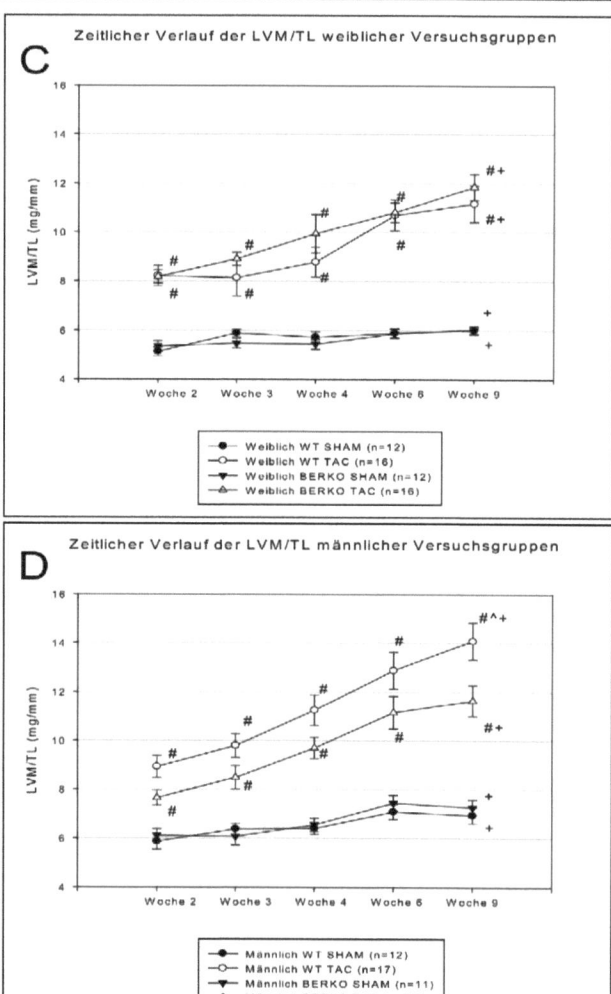

Abb. 11C zeigt die linksventrikulären Muskelmassen zur Tibialänge der weiblichen Versuchsgruppen zwei, drei, vier, sechs und neun Wochen postoperativ. Abb. 11D zeigt die linksventrikulären Muskelmassen zur Tibialänge der männlichen Versuchsgruppen zwei, drei, vier, sechs und neun Wochen postoperativ.
Als Kontrolle dienten geschlechts- und genotypgleiche, scheinoperierte Tiere.
^$p<0,05$ BERKO vs. WT, #$p<0,05$ TAC vs. SHAM, +$p<0,05$ Neunte gegenüber zweiter Woche (abhängiger t-Test);
WT: Wildtyp, β-ERKO: *β-Estrogen Receptor Knock-out*, TAC: Transverse Aortenkonstriktion, Sham: Scheinoperiert, LVM: Linksventrikuläre Masse, TL: Tibialänge;

3.5 Relative linksventrikuläre Wanddicke

3.5.1 Wildtyptiere

Sowohl in der TAC-Gruppe der männlichen als auch weiblichen Wildtypmäuse führte die Induktion der Aortenstenose von der zweiten bis neunten Woche postoperativ zu einem signifikanten Anstieg der relativen Wanddicke im Vergleich zur jeweiligen Kontrollgruppe (Abb. 12A). Dabei konnte kein Geschlechterunterschied zwischen den TAC-Wildtypgruppen beobachtet werden. Der Th/R-Quotient der männlichen WT-TAC-Gruppe fiel von der zweiten zur neunten Woche signifikant ab (p=0,019, Abb. 12A).

3.5.2 $ER\beta^{-/-}$-Tiere

In der TAC-Gruppe der männlichen als auch weiblichen $ER\beta^{-/-}$-Mäuse führte die Induktion der Aortenstenose von der zweiten bis neunten Woche postoperativ zu einem signifikanten Anstieg der relativen Wanddicke im Vergleich zur jeweiligen Kontrollgruppe (Abb. 12B). Dabei war die relative Wanddicke weiblicher $ER\beta^{-/-}$-TAC-Tiere von der zweiten bis neunten Versuchswoche postoperativ höher als die männlicher $ER\beta^{-/-}$-TAC-Mäuse, wohingegen der Th/R-Quotient der Kontrollgruppen praktisch identisch war (Abb. 12B). Der Geschlechterunterschied war bereits ab der zweiten Woche signifikant ($p_{Woche\ 2}$ = 0,016, $p_{Woche\ 3}$ = 0,011, $p_{Woche\ 4}$ = 0,05, $p_{Woche\ 6}$ = 0,002, $p_{Woche\ 9}$ = 0,001). Die relative Wanddicke der männlichen $ER\beta^{-/-}$-TAC-Gruppe fiel von der zweiten zur neunten Woche signifikant ab (p=0,05). Weibliche $ER\beta^{-/-}$-TAC-Mäuse zeigten die stärkste konzentrische Hypertrophie aller Versuchsgruppen (Abb. 12B). Der Effekt war bereits nach zwei Wochen voll ausgeprägt und bei der Kontrollgruppe nicht zu finden.

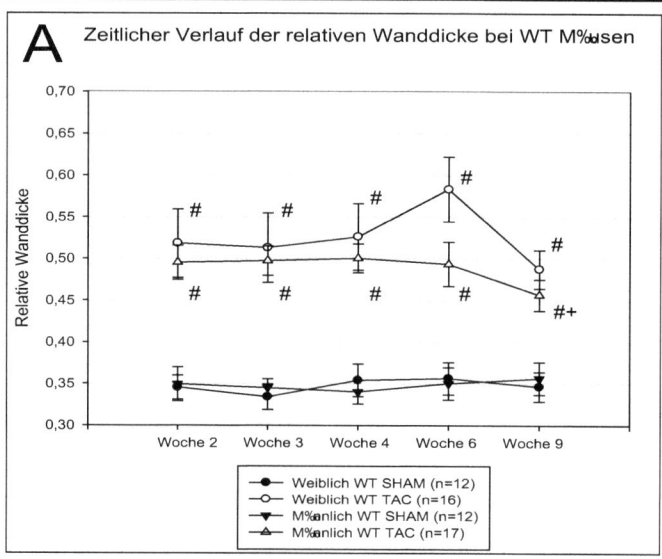

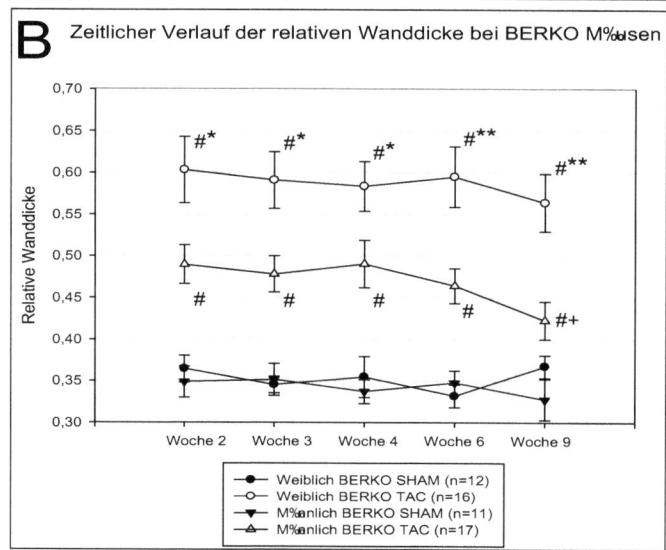

Abb. 12A zeigt den Th/R-Quotienten der Wildtyptiere zwei, drei, vier, sechs und neun Wochen postoperativ. Abb. 12B zeigt den Th/R-Quotienten der ERβ$^{-/-}$-Tiere zwei, drei, vier, sechs und neun Wochen postoperativ. *$p<0,05$ Männlich vs. Weiblich, **$p<0,01$ Männlich vs. Weiblich, #$p<0,05$ TAC vs. SHAM, +$p<0,05$ zweite gegenüber neunte Woche (abhängiger t-Test); WT: Wildtyp, β-ERKO: *β-Estrogen Receptor Knock-out*, TAC: Transverse Aortenkonstriktion, Sham: Scheinoperiert;

3.5.3 Weibliche Tiere

In den TAC-Gruppen der weiblichen Mäuse führte die Induktion der Aortenstenose von der zweiten bis neunten Woche postoperativ zu einem signifikanten Anstieg der relativen Wanddicke im Vergleich zur jeweiligen Kontrollgruppe (Abb. 12C). Ein signifikanter Genotypenunterschied zwischen den weiblichen TAC-Gruppen konnte nicht beobachtet werden. Jedoch zeigten weibliche ERβ$^{-/-}$-TAC-Mäuse zwei, drei, vier und neun Wochen nach Operation einen Trend zu einer höheren relativen Wanddicke als weibliche WT-TAC-Mäuse. Die relative Wanddicke der Kontrollgruppen war praktisch identisch.

3.5.4 Männliche Tiere

In den TAC-Gruppen der männlichen Mäuse führte die Induktion der Aortenstenose von der zweiten bis neunten Woche postoperativ zu einem signifikanten Anstieg der relativen Wanddicke im Vergleich zur jeweiligen Kontrollgruppe (Abb. 12D). Eine signifikante Abnahme des Th/R-Quotienten war unter männlichen Gruppen von der zweiten zur neunten Woche zu beobachten (jeweils $p<0,05$, Abb. 12D). Dies spricht für eine Ventrikeldilatation. Die Abnahme ist bei den ERβ$^{-/-}$-Tieren etwas stärker ausgeprägt als bei den Wildtyptieren. Dies steht in Kontrast zu weiblichen TAC- Gruppen, die keine signifikante Ventrikeldilatation im Vergleich zweite zu neunte Woche zeigten (Abb. 12C).

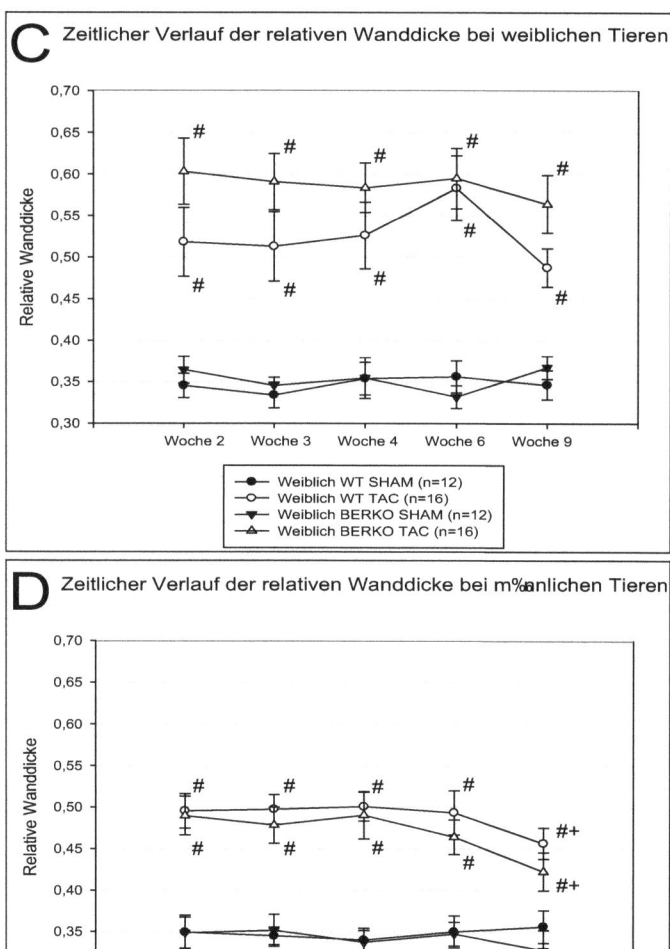

Abb. 12C zeigt den Th/R-Quotienten der weiblichen Versuchsgruppen zwei, drei, vier, sechs und neun Wochen postoperativ. Abb. 12D zeigt den Th/R-Quotienten der männlichen Versuchsgruppen zwei, drei, vier, sechs und neun Wochen postoperativ.

*p<0,05 Männlich vs. Weiblich, **p<0,01 Männlich vs. Weiblich, #p<0,05 TAC vs. SHAM, +p<0,05 zweite gegenüber neunte Woche (abhängiger t-Test);

WT: Wildtyp, β-ERKO: *β-Estrogen Receptor Knock-out*, TAC: Transverse Aortenkonstriktion, Sham: Scheinoperiert;

Tabelle 5: Vergleich der relativen linksventrikulären Wanddicke und des Quotienten aus Septum- und Hinterwanddicke durch linksventrikulären Diameter.
Als Kontrolle dienten geschlechts- und genotypgleiche, scheinoperierte Tiere.
#p<0,05 TAC vs. SHAM, *p<0,05 Männlich vs. Weiblich, **p<0,01 Männlich vs. Weiblich, +p<0,05 zweite gegenüber neunte Woche (abhängiger t-Test);
WT: Wildtyp, BERKO: β-Estrogen Receptor Knock-out, TAC: Transverse Aortenkonstriktion, Sham: Scheinoperiert, Th/R: relative linksventrikuläre Wanddicke, LVIDd: diastolischer linksventrikulärer Diameter, IVSd: diastolische, interventrikuläre Septumdicke, PWd: diastolische Hinterwanddicke;

Versuchsgruppe	N	Th/R = (2 x PWd)/LVIDd		(PWd+IVSd)/LVIDd	
		Woche 2	Woche 9	Woche 2	Woche 9
W WT Sham	12	0,35±0,01	0,35±0,02	0,35±0,01	0,37±0,02
W WT TAC	16	0,53±0,06#	0,48±0,03#	0,51±0,04#	0,48±0,02#
M WT Sham	12	0,35±0,02	0,34±0,02	0,35±0,02	0,34±0,01
M WT TAC	17	0,51±0,02#	0,47±0,02#+	0,51±0,02#	0,50±0,02#
W BERKO Sham	12	0,36±0,02	0,37±0,01	0,37±0,01	0,38±0,01
W BERKO TAC	16	0,61±0,05#	0,58±0,05#	0,58±0,03#	0,57±0,03#
M BERKO Sham	11	0,35±0,02	0,33±0,02	0,35±0,02	0,34±0,02
M BERKO TAC	17	0,52±0,03#*	0,42±0,03#**+	0,53±0,03#	0,44±0,02#**+

Tabelle 5 vergleicht die relative linksventrikuläre Wanddicke mit dem Quotienten aus Septum- und Hinterwanddicke durch den linksventrikulären Diameter. Somit wurde der spezifische Bezug der Hinterwanddicke bei der Berechnung des Th/R-Quotienten relativiert, indem ein neuer Quotient gebildet wurde, in den ebenso die Septumdicke Eingang fand. Der neu gebildete Quotient wich unwesentlich vom Th/R-Quotienten ab.

3.6 Linksventrikuläre Diameter, Septum- und Hinterwanddicken

3.6.1 Linksventrikuläre Diameter

Zwei Wochen postoperativ tendierten weibliche und männliche TAC-Gruppen im Vergleich zur jeweiligen Kontrollgruppe zu kleineren diastolischen, linksventrikulären Diametern (LVIDd, nicht signifikant). Männliche $ER\beta^{-/-}$-TAC-Mäuse wiesen einen signifikanten Abfall des LVIDd gegenüber der Kontrollgruppe auf. Zwei Wochen postoperativ traten keine Geschlechterunterschiede auf (Tabelle 6).

Zur neunten Woche nahm der LVIDd aller TAC-Gruppen signifikant zu (abhängiger t-Test, p<0,05). Es zeigten sich signifikante Geschlechterunterschiede: Beide männlichen TAC-Gruppen zeigten einen signifikant größeren diastolischen Diameter als die weiblichen Vergleichsgruppen (Tabelle 6). Der LVIDd der männlichen $ER\beta^{-/-}$-Kontrollgruppe nahm zur neunten Woche signifikant zu und war signifikant höher als in der weiblichen $ER\beta^{-/-}$-Kontrollgruppe (Tabelle 6).

Zwei Wochen postoperativ zeigten weibliche und männliche TAC-Gruppen keinen signifikanten Unterschied des systolischen, linksventrikulären Diameters (LVIDs) zu Kontrolle und keine signifikanten Geschlechterunterschiede (Tabelle 6).

Zur neunten Woche nahm der LVIDs aller TAC-Gruppen signifikant zu (abhängiger t-Test, p<0,05). Bis auf die männliche $ER\beta^{-/-}$-TAC-Gruppe zeigten alle TAC-Gruppen einen signifikant größeren LVIDs gegenüber der jeweiligen Kontrollgruppe (Tabelle 6).

3.6.2 Septum- und Hinterwanddicken

Zwei Wochen postoperativ war die diastolische, interventrikuläre Septumdicke (IVSd) weiblicher und männlicher TAC-Gruppen signifikant höher als in den Kontrollgruppen. Es wurden keine Geschlechterunterschiede beobachtet (Tabelle 6).

Zur neunten Woche nahm die IVSd aller TAC-Gruppen signifikant zu (abhängiger t-Test, $p<0,05$). Die IVSd der scheinoperierten Kontrollgruppen änderte sich kaum, wie es für ein gesundes Herzwachstum zu erwarten war. Männliche WT TAC-Gruppen zeigten eine signifikant größere IVSd als die weibliche Vergleichsgruppe (Tabelle 6).

Zwei Wochen postoperativ zeigten alle TAC-Gruppen eine signifikant dickere diastolische Hinterwand (PWd) gegenüber Kontrolle. Bereits zwei Wochen nach der TAC-Operation zeigte sich ein signifikanter Geschlechterunterschied: Männliche $ER\beta^{-/-}$- Mäuse zeigten eine signifikant dünnere diastolische Hinterwand als die weibliche Vergleichsgruppe. Dieser Geschlechterunterschied blieb neun Wochen nach der Operation erhalten, da die PWd weiblicher $ER\beta^{-/-}$-TAC-Mäuse gegenüber der zweiten Woche weiterhin signifikant zunahm, die PWd der männlichen TAC-Mäuse mit Deletion des $ER\beta$ jedoch nicht (Tabelle 6). Die diastolische Hinterwand scheinoperierter Kontrollgruppen änderte sich kaum von der zweiten zur neunten Woche, wie es für ein gesundes Herzwachstum zu erwarten war (Tabelle 6).

Tabelle 6: Darstellung der linksventrikulären Massen zur Tibialänge, der diastolischen linksventrikulären Diameter und der diastolischen Septum- und Hinterwanddicken.
#p<0,05 TAC vs. Sham, *p<0,05 Männlich vs. Weiblich, **p<0,01 Männlich vs. Weiblich; ^p<0,05 BERKO vs. WT, +p<0,05 zweite gegenüber neunte Woche;
WT: Wildtyp, BERKO: β-Estrogen Receptor Knock-out, TAC: Transverse Aortenkonstriktion, Sham: Scheinoperiert, LVIDd: diastolischer linksventrikulärer Diameter, IVSd: diastolische, interventrikuläre Septumdicke, PWd: diastolische Hinterwanddicke;

Gruppe	n	LVM/TL [mg] Woche 2	Woche 9	LVIDd [mm] Woche 2	Woche 9
W WT SHAM	12	5,14±0,18	6,01±0,16	3,88±0,07	4,00±0,05
W WT TAC	16	8,21±0,42#	11,18±0,75#	3,76±0,07	4,24±0,11 +
M WT SHAM	12	5,87±0,34	6,94±0,33	4,03±0,09	4,33±0,12
M WT TAC	17	8,93±0,45#	14,09±0,76#**	3,97±0,09	4,66±0,11 *+
W BERKO SHAM	12	5,35±0,22	6,03±0,17	3,81±0,07	3,91±0,07
W BERKO TAC	16	8,17±0,27#	11,86±0,50#	3,61±0,06	4,16±0,08 +
M BERKO SHAM	11	6,12±0,26	7,26±0,30	4,14±0,15	4,44±0,10 **+
M BERKO TAC	17	7,64±0,31#	11,64±0,64#^	3,77±0,07 #	4,55±0,12 *+

Gruppe	n	IVSd [mm] Woche 2	Woche 9	PWd [mm] Woche 2	Woche 9
W WT SHAM	12	0,67±0,02	0,78±0,03 +	0,66±0,03	0,68±0,03
W WT TAC	16	0,91±0,03 #	1,02±0,04 #+	0,96±0,06 #	1,02±0,05 #
M WT SHAM	12	0,73±0,03	0,72±0,03	0,69±0,03	0,76±0,03
M WT TAC	17	0,97±0,03 #	1,15±0,03 #*+	0,97±0,03 #	1,06±0,04 #
W BERKO SHAM	12	0,71±0,02	0,77±0,03	0,69±0,03	0,72±0,03
W BERKO TAC	16	0,96±0,05 #	1,13±0,06 #+	1,08±0,11 #	1,16±0,05 #+
M BERKO SHAM	11	0,71±0,03	0,77±0,02	0,71±0,02	0,72±0,04
M BERKO TAC	17	0,96±0,03 #	1,06±0,03 #+	0,91±0,03 #*	0,95±0,04 #**

Tabelle 7: Darstellung der linksventrikulären Massen zur Tibialänge, der diastolischen linksventrikulären Diameter und der diastolischen Septum- und Hinterwanddicken als Prozent von Kontrolle.
*$p<0,05$ Männlich vs. Weiblich, **$p<0,01$ Männlich vs. Weiblich; ^$p<0,05$ BERKO vs. WT, ^^$p<0,01$ BERKO vs. WT, +$p<0,05$ zweite gegenüber neunte Woche;

Gruppe	n	LVM/TL [%]		LVIDd [%]	
		Woche 2	Woche 9	Woche 2	Woche 9
W WT TAC	16	159,67±8,18	185,89±12,42+	98,01±1,83	105,03±2,44+
M WT TAC	17	152,11±7,65	202,83±11,00+	98,17±2,47	106,01±2,60+
W BERKO TAC	16	152,65±4,99	196,67±8,25+	94,09±1,91	106,04±2,15+
M BERKO TAC	17	124,86±4,98^	160,25±8,78+	91,12±1,70^	104,33±3,06+

Gruppe	n	IVSd [%]		PWd [%]	
		Woche 2	Woche 9	Woche 2	Woche 9
W WT TAC	16	138,52±4,04	134,77±3,93	152,15±8,32	157,39±6,61
M WT TAC	17	138,27±3,97	159,32±4,76**+	143,64±4,65	138,83±5,03
W BERKO TAC	16	135,21±3,55	144,16±4,22	154,11±8,06	161,14±10,02
M BERKO TAC	17	135,25±4,21	140,11±4,09^^	130,63±4,38	132,88±5,55*

3.7 Körpergewichte und Tibialängen

Sowohl zwei als auch neun Wochen postoperativ waren männliche Mäuse der TAC- und Kontrollgruppen signifikant schwerer als weibliche. Alle Gruppen nahmen von der zweiten zur neunten Versuchswoche signifikant an Gewicht zu (Tabelle 8).

Alle Versuchsgruppen wiesen eine vergleichbare Tibialänge auf. Es traten lediglich interindividuelle Schwankungen auf. Ein Geschlechter- oder Genotypenunterschied wurde nicht beobachtet (Tabelle 8).

Tabelle 8: Darstellung des Körpergewichts zwei und neun Wochen postoperativ und der Tibialängen.
**p<0,01 Männlich vs. Weiblich; +p<0,05 zweite gegenüber neunte Woche;
WT: Wildtyp, BERKO: *β-Estrogen Receptor Knock-out*, TAC: Transverse Aortenkonstriktion, Sham: Scheinoperiert;

Versuchsgruppe	n	Körpergewicht [g] Woche 2	Körpergewicht [g] Woche 9	Tibialänge [mm] Woche 9
W WT Sham	12	20,21±0,46 **	23,15±0,32 **+	17,24±0,12
W WT TAC	16	20,32±0,29 **	23,24±0,50 **+	17,07±0,06
M WT Sham	12	23,53±0,67	26,86±0,56 +	17,26±0,13
M WT TAC	17	23,40±0,55	27,50±0,60 +	17,26±0,10
W BERKO Sham	12	19,84±0,37 **	22,92±0,42 **+	17,08±0,10
W BERKO TAC	16	20,49±0,41 **	23,59±0,34 **+	17,09±0,04
M BERKO Sham	11	24,22±0,95	27,52±0,66 +	17,46±0,17
M BERKO TAC	17	23,15±0,45	27,53±0,46 +	17,41±0,21

Ergebnisbeschreibung

3.8 Makropathologische Charakterisierung der entnommenen Herzen

Bei der Betrachtung entnommener Herzen zeigte sich, dass die Herzen druckbelasteter Tiere zwei und neun Wochen nach der Operation deutlich an Größe zugenommen hatten (Abb. 14). Die Herzspitzen waren bereits zwei Wochen nach der TAC-Operation im Vergleich zu den Herzen der Sham-Tiere deutlich abgerundet. Die Konsistenz des Gewebes gegenüber Herzen scheinoperierter Tiere war deutlich fester und der Farbton des Gewebes bleicher. Dies lässt auf eine Fibrosierung des Herzmuskels schließen (Abb. 14).

Die Morphologie unterlag weder Genotyp- noch Geschlechterunterschieden.

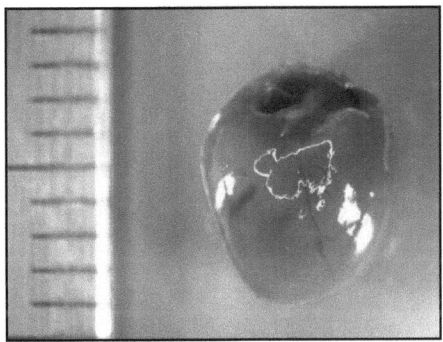

Abb. 13 zeigt ein Herz zwei Wochen nach Induktion der Aortenstenose.
Zur Beurteilung der Herzgröße dient ein Millimetermaß am linken Bildrand (Herzgröße etwa 7 mm).

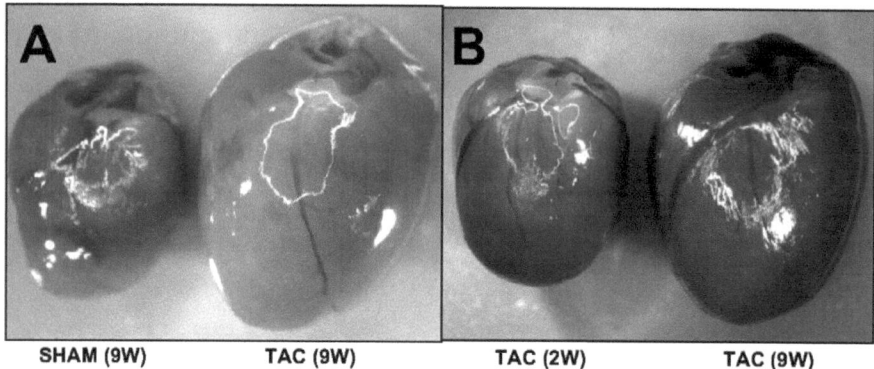

Abb. 14: A) dokumentiert den Unterschied zwischen den Herzen scheinoperierter und druckbelasteter Tiere neun Wochen postoperativ. B) veranschaulicht den Verlauf der Hypertrophieentwicklung zwei Wochen und neun Wochen postoperativ.

DISKUSSION

Die Myokardhypertrophie wird durch Östrogene abgeschwächt[28, 84, 85], wie in Tiermodellen gezeigt wurde, doch nur eine limitierte Anzahl von Studien konzentrierte sich bisher auf die genaue Rollenverteilung des ERα und ERβ bei der Entstehung der Myokardhypertrophie. Um den Einfluss des ERβ auf die Entwicklung der Myokardhypertrophie und linksventrikulären Dysfunktion zu bestimmen, wurden ERβ Knock-out Mäuse und Wildtyptiere beiden Geschlechts verwendet.

Wir fanden, dass zwei Wochen nach TAC die systolische Pumpfunktion aller Gruppen infolge signifikanter Myokardhypertrophie und konzentrischen *Remodelings* gleichmäßig aufrechterhalten wurde.

Es bestand ein signifikanter Geschlechterunterschied in der Entwicklung der Linksherzhypertrophie: Männliche Wildtyptiere entwickelten nach TAC eine signifikant stärkere Linksherzhypertrophie als altersgleiche, weibliche Wildtyptiere.

ERβ modulierte die Entwicklung der Hypertrophie geschlechtsspezifisch: Weibliche ERβ$^{-/-}$-Tiere zeigten nach TAC einen Trend zu einer stärkeren konzentrischen Linksherzhypertrophie mit ausgeprägter Septum und Hinterwanddicke als weibliche Wildtyptiere. ERβ hemmt somit das exzentrische Ventrikelwachstum bei weiblichen Wildtyptieren.
Männliche Mäuse mit Deletion des ERβ entwickelten im neunwöchigen Verlauf eine niedrigere Linksherzhypertrophie als männliche Wildtyptiere. Beide Gruppen wiesen dabei eine Abnahme der relativen Hinterwanddicken und somit eine exzentrische Hypertrophie auf. Dies war bei ERβ$^{-/-}$-Mäusen etwas stärker ausgeprägt als bei WT-Tieren. ERβ wirkt sich somit positiv auf das Remodeling des männlichen Ventrikels aus. Damit übereinstimmend

zeigten männliche ERβ$^{-/-}$-Mäuse gegenüber den weiblichen Vergleichstieren neun Wochen nach TAC einen signifikanten Abfall des transstenotischen Druckgradienten und die niedrigste Auswurffraktion aller Versuchsgruppen.

Es wurden Geschlechterunterschiede der kardialen Funktion bei Druckhypertrophie beobachtet: Männliche Versuchsgruppen zeigten gegenüber weiblichen Mäusen eine im Trend schlechtere Ventrikelfunktion und neun Wochen nach TAC einen Verlust des konzentrischen Remodelings mit signifikanter Ventrikeldilatation. ERβ hatte keinen signifikanten Einfluss auf die systolische Funktion.

Diese Studie zeigt zum ersten Mal einen protektiven Einfluss des ERβ auf die Linksherzhypertrophie des männlichen Herzens und bestätigt die dem ERβ in der Literatur zugeschriebene protektive Rolle für das weibliche Mäuseherz.

Diskussion

4.1 Determinanten der linksventrikulären Herzmuskelmasse

Der Anstieg des LVM/TL Quotienten, Marker für den Schweregrad der Hypertrophie, fiel unter den TAC-Gruppen bei erhaltener Herzfunktion zwei Wochen postoperativ gleichmäßig aus. Die Wanddicken beider Geschlechter nahmen signifikant zu, eine Dilatation des Ventrikels trat nicht auf. Die Beobachtungen sprechen für eine kompensierte, konzentrische Myokardhypertrophie, wie sie beim Menschen als Folge einer kardiovaskulären Krankheit im Anfangsstadium zu beobachten ist. Es wurden keine Geschlechterunterschiede nachgewiesen.

4.1.1 Geschlechterunterschiede in der Entwicklung der Myokardhypertrophie

4.1.1.1 Entwicklung der linksventrikulären Myokardhypertrophie in Wildtypmäusen beider Geschlechter

Die Myokardhypertrophie wird als adaptiver Mechanismus des Herzens angesehen, der einen chronischen Anstieg der Arbeitslast kompensiert. Bei langfristiger Druckbelastung führt dies zur maladaptiven und dilatativen Myokardhypertrophie mit Verlust der Ventrikelfunktion.

Interessanterweise war ab der vierten Woche nach TAC ein Geschlechterunterschied in der Ausbildung der linksventrikulären Hypertrophie zu sehen. Männliche Wildtypmäuse bildeten von der vierten bis neunten Versuchswoche postoperativ eine signifikant stärkere linksventrikuläre Myokardhypertrophie aus als weibliche Wildtyptiere. Ähnliche Ergebnisse präsentierten Skavdahl et al.[32]. Sie zeigten an einem murinen Modell der druckinduzierten Hypertrophie, dass der hypertrophe Phänotyp vom Geschlecht bestimmt wird. Männliche Wildtypmäuse entwickelten zwei Wochen nach TAC eine signifikant stärkere Hypertrophie als weibliche Wildtypmäuse.

Die Beobachtungen der vorliegenden Untersuchung und der Studie von Skavdahl et al. sprechen für einen Geschlechterunterschied in der Pathogenese der frühen Myokardhypertrophie und während des Übergangs zum Herzversagen.

Wie lässt sich das spätere Auftreten des Geschlechterunterschieds in der Entwicklung der Myokardhypertrophie im Vergleich zur Studie von Skavdahl et al. erklären?

Es ist bemerkenswert, dass Mausstamm-abhängige Unterschiede in der Entwicklung der Myokardhypertrophie nach TAC beobachtet wurden[86, 87]. Die verwendeten Mausstämme beider Studien wurden jedoch ursprünglich im selben Labor generiert[75]. Unterschiede in der Hypertrophieantwort sollten nicht ins Gewicht fallen, da in beiden Fällen mit C57BL/6 Mäusen gekreuzt wurde.

Skavdahl et al. setzten mit einer 27-Gauge Nadel eine engere Aortenstenose, als es in dieser Studie mit einer 26-Gauge Nadel getan wurde. Dies führte zu einer stärkeren Druckbelastung des linken Ventrikels und folglich zu einer früheren und stärkeren Myokardhypertrophie, die zu einem zeitigeren Auftreten des Geschlechterunterschieds bereits zwei Wochen postoperativ beigetragen haben könnte.

Zusammenfassend kann gesagt werden, dass die Hypertrophieantwort des Herzens auf die permanente Druckbelastung durch TAC vom Geschlecht der Tiere abhängig ist und dass männliche Wildtyptiere insgesamt mehr linksventrikuläre Hypertrophie entwickeln. Es ist nun von Interesse, ob dieser Unterschied durch ERβ geschlechtsspezifisch reguliert wird.

4.1.1.2 Entwicklung der linksventrikulären Myokardhypertrophie in ERβ$^{-/-}$-Mäusen beider Geschlechter

Im Gegensatz zu den Wildtyptieren wurde bei Tieren mit Deletion des ERβ kein Geschlechterunterschied in der Ausbildung der Linksherzhypertrophie nach TAC beobachtet. Der starke Geschlechtereffekt war aufgehoben. Somit ist die Deletion des ERβ für das Ausbleiben des Geschlechterunterschieds in der Entstehung der Myokardhypertrophie verantwortlich. Doch in welchem Geschlecht spielt ERβ eine Rolle für die Ausprägung des hypertrophen Phänotyps?

4.1.2 Einfluss des Genotypen für die Entwicklung der Myokardhypertrophie

4.1.2.1 Einfluss des ERβ auf die Entwicklung der Myokardhypertrophie des weiblichen Herzens

Unter weiblichen TAC-Gruppen konnte kein reiner Effekt des ERβ für die linksventrikuläre Massenzunahme beobachtet werden: Weibliche WT- und ERβ$^{-/-}$-Tiere zeigten nach TAC eine vergleichbare Massenzunahme. Diese Beobachtung steht in Kontrast zu einer Anzahl publizierter Studien, die zeigten, dass ERβ die Myokardhypertrophie bei weiblichen Tieren abschwächt[31, 32].
Eine Studie von Babiker et al.[31] zeigte in einem Hypertrophiemodell (TAC) an weiblichen Mäusen, dass ovariektomierte ERβ$^{-/-}$-Mäuse nach Behandlung mit 17β-Estradiol (E2) vier Wochen postoperativ einen höheren Grad an Myokardhypertrophie entwickelten als ERα$^{-/-}$- und Wildtyptiere. Babiker et al. schlossen daraus, dass E2 die Abschwächung der Myokardhypertrophie durch ERβ vermittle.

Die Studie von Skavdahl et al. zeigte ebenso einen signifikant höheren Grad an Hypertrophie in weiblichen ER$\beta^{-/-}$-Mäusen gegenüber weiblichen Wildtyptieren zwei Wochen nach TAC[32].

Interessanterweise zeigte ERβ einen selektiven Einfluss auf das linksventrikuläre Remodeling weiblicher Herzen, d.h. eine selektive Veränderung der relativen Wanddicke ohne Veränderung der linksventrikulären Masse. Weibliche ER$\beta^{-/-}$-Mäuse wiesen die stärkste konzentrische Hypertrophie auf. Das spricht für einen Effekt der ERβ Deletion. ERβ scheint bei weiblichen Tieren wachstumshemmend zu wirken. Der Effekt war bereits in der zweiten Woche voll ausgeprägt und fand sich nicht bei der Kontrollgruppe.

In Anbetracht der sehr dicken Hinterwand, die weibliche ER$\beta^{-/-}$-Tiere zeigten, wurde der spezifische Bezug der Hinterwanddicke bei der Berechnung des Th/R-Quotienten relativiert, indem ein neuer Quotient gebildet wurde, in den ebenso die Septumdicke Eingang fand (Tabelle 5, Seite 57). Der neu gebildete Quotient wich unwesentlich vom Th/R-Quotienten ab, so dass es sich hier um einen echten Effekt des ERβ auf das konzentrische Remodeling des Myokards bei weiblichen Tieren mit Deletion des ERβ unter Druckbelastung handelt, der unabhängig von einer Erhöhung der Myokardmasse stattfand.

In Anbetracht der beschriebenen Studien und dieser Beobachtungen kann gefolgert werden, dass ERβ die Entwicklung des konzentrischen Remodelings des weiblichen, murinen Herzens verlangsamt.

4.1.2.2 Einfluss des ERβ auf die Entwicklung der Myokardhypertrophie des männlichen Herzens

Erstaunlicherweise führte die Deletion des ERβ bei männlichen Mäusen während aller Untersuchungszeitpunkte zu einer geringeren Hypertrophie als bei Wildtyptieren, wobei ein initial bereits bestehender großer Unterschied verstärkt wurde. Die signifikanten Abnahmen der Th/R-Quotienten der männlichen TAC-Gruppen sprechen für eine Ventrikeldilatation im neunwöchigen Verlauf bei Männchen, wobei die Abnahme bei ERβ$^{-/-}$-Tieren früher und stärker stattfand als bei Wildtyptieren. Angesichts dieser Beobachtungen läßt sich folgern, dass sich ERβ bei männlichen Mäusen positiv auf das Remodeling des Ventrikels auswirkt und die Ventrikeldilatation verzögert.

Bisherige Studien richteten ihren Fokus vornehmlich auf das weibliche Geschlecht (Tabelle 9, Seite 72). Nur Skavdahl et al. untersuchten den geschlechtsspezifischen Einfluss von ERβ auf die kardiale Reaktion in männlichen Mäusen.

Sie berichteten, dass der Verlust des ERβ zwei Wochen nach TAC-Operation zu keinem Anstieg der Herzhypertrophie bei männlichen ERβ$^{-/-}$-Mäusen führte[32]. Sie schlossen daraus, dass ERβ bei weiblichen Tieren kardioprotektiv wirkte, dass der Verlust des ERβ beim männlichen Pendant jedoch aufgrund der niedrigen, physiologischen E2-Serumkonzentration die Hypertrophieantwort nicht beeinflusste. Die physiologische E2-Serumkonzentration beträgt bei Frauen ~100-120pg/ml (stark abhängig von der Zyklusphase) und bei Männern ~40pg/ml[1, 27, 31].

Diskussion

Tabelle 9: Vergleich ausgewählter, publizierter Studien, die den Einfluss des ERβ auf die Entwicklung der Myokardhypertrophie oder Herzinsuffizienz untersuchten.
k.A. = keine Angabe, TAC = Transverse Aortic Constriction, MI = Myokardinfarkt, pOP = postoperativ;

Studie	Jahr	Verwendetes Geschlecht	Verwendetes Modell	Messzeitpunkt	ERβ besitzt kardioprotektiven Effekt	Einfluss des ERβ auf männliches Herz
Skavdahl et al.[32]	2004	Weiblich, Männlich	Hypertrophiemodell (TAC)	2 Wochen pOP	ja	nein
Pelzer et al.[27]	2005	Weiblich	Herzinsuffizienzmodell (MI)	8 Wochen pOP	ja	k.A.
Korte et al.[70]	2005	Weiblich	MI	6 Wochen pOP	ja	k.A.
Babiker et al.[31]	2006	Weiblich	Hypertrophiemodell (TAC)	4 Wochen pOP	ja	k.A.
Nikolic et al.[1]	2007	Weiblich	Ischämie-Reperfusionsmodell ERβ selektiver Agonist	2 Wochen pOP	ja	k.A.
Pedram et al.[33]	2008	Weiblich	Hypertrophiemodell (Angiotensininfusion)	Nach 2 Wochen E2 Substitution	ja	k.A.
Diese Studie		Weiblich, Männlich	Hypertrophiemodell (TAC)	2, 3, 4, 6, 9 Wochen pOP	ja	ja

In weiterführenden Experimenten konnte an diesem Mausmodell mittels Microarray Analysen gezeigt werden, dass in Herzen männlicher Wildtypmäuse neun Wochen nach TAC hauptsächlich Gene der extrazellulären Matrix hochreguliert wurden, wohingegen in männlichen ERβ$^{-/-}$-TAC-Mäusen Gene des Apoptoseprogramms induziert waren[88]. Dies könnte zu einem Verlust von Kardiomyozyten und folglich zu einer geringeren linksventrikulären Muskelmasse bei männlichen Mäusen mit Deletion des ERβ neun Wochen nach TAC-Operation geführt haben. ERβ verlangsamt somit eine vorzeitige Kardiozytenapoptose und Ventrikeldilatation bei männlichen Wildtyptieren.

In diesem Zusammenhang sind ebenso Studien zu ERβ-Polymorphismen in männlichen Spezies, die den Rezeptor funktionell einschränken, von großem Interesse.

Peter et al. studierten an 547 Männern und 702 Frauen aus der *Framingham Heart Study* die Assoziation zwischen *Single Nucleotide Polymorphisms* (SNPs) der ERα und ERβ Gene und der Herzmasse und anderer kardialer Parameter[34]. Sie fanden keine Anhaltspunkte für eine Assoziation zwischen den getesteten ERβ-Polymorphismen und einer Veränderung der Herzmasse oder kardialen Funktion bei Männern. Demgegenüber konnten zwei ERβ-Polymorphismen mit einer Veränderung der linksventrikulären Masse und linksventrikulärer Wanddicke bei Frauen assoziiert werden. Die Assoziation war am stärksten bei Frauen mit bestehendem Hypertonus.

Nikolic et al.[1] zeigten in einem Ischämie-Reperfusions-Modell, dass Herzen weiblicher Wildtypmäuse nach Ovariektomie einen signifikanten Abfall des *Rate-Pressure Product* (Produkt aus linksventrikulärem Druck und Herzfrequenz) vorwiesen. Die Behandlung mit dem ERβ-selektiven Agonisten *DPN* (Abb. 15) sorgte für eine Wiederherstellung des *Rate-Pressure Product* bei ovariektomierten Mäusen,

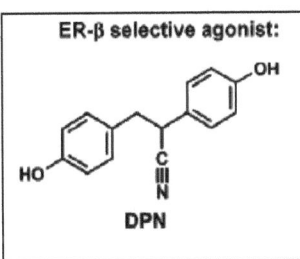

Abb. 15: Chemische Strukturformel des ERβ-selektiven Agonisten 2,3-bis (4-hydroxyphenyl)-propionitrile (*DPN*)[1]. Abbildung angelehnt an[2].

denen endogenes Östrogen fehlte. Darüber hinaus führte eine zweiwöchige Behandlung mit *DPN* zu einer Hochregulierung kardioprotektiver Gene bei weiblichen Wildtypmäusen. Nikolic et al. folgerten, dass ein ERβ-selektiver Agonist kardioprotektive Eigenschaften verleiht. Der kardioprotektive Effekt war bei weiblichen Spezies mit normalen Östrogenserumkonzentrationen jedoch schwer abzuschätzen, da sie einen teilweisen, endogenen Schutz

Diskussion

zeigten. Doch wie würde sich die Gabe von *DPN* auf die Herzen männlicher Wildtyptiere auswirken? Würde dies ebenso zu einer Hochregulierung kardioprotektiver Gene beim männlichen Geschlecht führen?

In der vorliegenden Studie führte die Deletion des ERβ bei männlichen Mäusen zu einem geringeren Grad an linksventrikulärer Hypertrophie im Vergleich zu Wildtyptieren. Eine Behandlung männlicher ERβ$^{-/-}$-Mäuse mit *DPN* sollte zu keiner Veränderung der linksventrikulären Muskelmasse führen. Da die Serumkonzentration endogener Östrogene bei männlichen Wildtyptieren weitaus geringer ist als bei weiblichen Tieren, kann man spekulieren, dass nach TAC und Behandlung mit *DPN* mit einer Veränderung der Hypertrophieantwort gegenüber unbehandelter TAC-Tiere gerechnet werden dürfte.

4.2 Kardiale Funktion

4.2.1 Geschlechterunterschiede der kardialen Funktion

Die Beschreibung der systolischen Pumpfunktion durch Echokardiografie zeigte, dass sich die Tiere neun Wochen nach TAC-Operation im Übergang zur Herzinsuffizienz befanden. Die linksventrikuläre, systolische Pumpfunktion nahm während der neunwöchigen Studie bei allen TAC-Gruppen ab und erreichte Werte von unter 40%. Hier wiesen männliche Tiere gegenüber den weiblichen Vergleichsgruppen durchweg einen Trend zu einer schlechteren Ventrikelfunktion auf. Die Funktionsabnahme war bei männlichen WT-Tieren stärker ausgeprägt und ging schneller vor sich. Dies ist mit einer besseren systolischen Funktion bei weiblichen Tieren vereinbar und wurde so in der Literatur bei Tier[89] und Mensch[82, 90, 91] beschrieben. Douglas et al. demonstrierten an einem Modell der linksventrikulären Druckhypertrophie an Ratten, dass 20 Wochen nach Aortenbanding männliche Tiere, jedoch nicht weibliche einen frühen Übergang zur Herzinsuffizienz mit Kammerdilatation, Abnahme des konzentrischen *Remodelings*, diastolischer Dysfunktion und schlechterer systolischer Funktion zeigten[89].

Eine retrospektive Studie an 232 Frauen und Männern mit Aortenstenose zeigte anhand kardialem Index, linksventrikulärem Spitzendruck, relativer Wanddicke und Auswurffraktion, dass die linksventrikuläre, systolische Funktion bei Frauen besser erhalten bleibt[82]. Zu ähnlichen Ergebnissen kamen Aurigemma et al.[90] und Carroll et al.[91] an Patienten mit Aortenstenose.

Diskussion

4.2.2 Genotypeffekte

In dieser Studie wiesen weibliche und männliche TAC-Gruppen keine Genotypenunterschiede der Ventrikelfunktion im neunwöchigen Verlauf auf. Dies spricht gegen einen signifikanten Einfluss von ERβ auf die Entwicklung der linksventrikulären Dysfunktion, wie sie in dieser Studie unter Wildtyptieren zu beobachten war und in der Literatur bei Mensch und Ratte beschrieben wurde[82, 89-91].

Die bessere systolische Funktion weiblicher Tiere kann daher nicht durch einen Effekt von ERβ auf das Myokard weiblicher oder männlicher Tiere erklärt werden.

Vergleichbare Ergebnisse präsentierten Skavdahl et al.: Sie konnten zwei Wochen nach TAC keinen Unterschied der Herzfunktion zwischen weiblichen Wildtypmäusen und Mäusen mit Deletion des ERβ zeigen[32].

Babiker et al. untersuchten an ovariektomierten und E2-substituierten ERβ$^{-/-}$- und WT- TAC-Mäusen vier Wochen nach Operation anhand hämodynamischer Messungen die linksventrikuläre Funktion und konnten bei keiner der Gruppen eine Verschlechterung der kardialen Funktion feststellen. Selbst ovariektomierte und E2-substituierte ERβ$^{-/-}$-Mäuse, deren Hypertrophieentwicklung nicht inhibiert wurde, zeigten keine Änderung der hämodynamischen Parameter. Sie schlossen daraus, dass die Myokardhypertrophie nicht zum Erhalt der kardialen Leistung bei Druckbelastung des Ventrikels nötig ist[31]. Zu derselben Aussage kam ein weiteres Tiermodell, welches durch Inhibition der NO-Synthese eine schwere Hypertonie bei Ratten induzierte und nachwies, dass sich das Herz ohne signifikante Hypertrophie, sondern allein durch linksventrikuläres *Remodeling* und verbesserte Kontraktilität an eine schwere Druckbelastung anzupassen vermag[92].

Diese Beobachtungen widersprechen der derzeitigen Vorstellung, dass Hypertrophie als obligater Kompensationsmechanismus für eine erhöhte hämodynamische Last gilt[31].

Zusammenfassend kann gesagt werden, dass Geschlechterunterschiede des linksventrikulären *Remodelings* und der Herzfunktion nach Druckhypertrophie bestehen.

Ein selektiver Einfluss des ERβ auf die geschlechtsspezifische Entwicklung der Hypertrophie geht nicht mit einem signifikanten geschlechtsspezifischen Einfluss des ERβ auf die linksventrikuläre Dysfunktion einher.

Weiterführende molekularbiologische Studien sind nötig um die Kompensationsmöglichkeiten und Reserven des Herzens bei Dysfunktion besser verstehen zu können.

4.2.3 Determinanten des Druckgradienten

In der gegenwärtigen Studie waren druckbelastete Mäuse einer chronischen Erhöhung der Nachlast ausgesetzt, wie der transstenotische Druckgradient zeigte (43-57mmHg, Mittelwert: 52,85 mmHg).

Der Druckgradient ist einerseits von der Aortenrestfläche nach Stenose und andererseits von der Pumpleistung des linken Ventrikels abhängig. In dieser Studie wurde eine 26-Gauge Nadel verwendet, um einen Kompromiss zwischen niedriger Mortalität infolge linksventrikulärer Dysfunktion über neun Wochen und einem kräftigen Druckgradienten von 50mmHg zu finden. Eine Studie von Smeets et al.[93], die den Einfluss von PPARα auf die Entstehung der Myokardhypertrophie untersuchte, zeigte mit einer 25-Gauge Nadel einen niedrigeren transstenotischen Gradienten (35-40 mmHg) vier Wochen nach TAC. Studien, die eine 27-Gauge Nadel verwendeten, untersuchten vornehmlich die Hypertrophiezunahme nach 1-4 Wochen (Tabelle 10, S.82).

Diskussion

Unter Verwendung einer 27-Gauge Nadel wäre mit der vorzeitigen Entwicklung einer dekompensierten Herzinsuffizienz und einem Anstieg der postoperativen Mortalität zu rechnen gewesen.

Des Weiteren war die Messung der Druckgradienten ein wichtiges Kriterium zur Prüfung der TAC-Operation. Alle druckbelasteten Mäuse, die einen transstenotischen Gradienten unter 35 mmHg aufwiesen, wurden von der Datenanalyse ausgeschlossen.

4.3 Limitationen und Perspektiven

4.3.1 Implikationen für zukünftige Studien

Zur Bestimmung des verbleibenden Aortenlumens und der Stärke der Konstriktion nach TAC wurde ein Vorversuch mit verschiedenen Nadelstärken durchgeführt. Je kleiner der Außendurchmesser der verwendeten Nadel (gemessen in Gauge (G)), desto enger fällt die gesetzte Stenose aus.

Für diese Studie wurde eine 26G-Nadel gewählt, die eine reproduzierbare, transverse Aortenkonstriktion von 85% hervorruft (Tabelle 4, S.42). Dies widerspricht den Angaben von Rockman et al.[72], die eine Konstriktion der Aorta um 65-70% bei Verwendung einer 27G Nadel vorhersagten. Rockman et al. beschrieben als Erste die Methode des transversen Aortenbandings 1991, als die technischen Gegebenheit, die zur akkuraten Messung einer Mausaorta nötig sind, nicht gegeben waren. Entsprechend unseren Messungen und Berechnungen hätte die Verwendung einer 27G-Nadel die Konstriktion der Aorta um beinahe 90% zur Folge (Tabelle 4, S.42). Dies wird durch gängige Literatur gestützt[94].

Einen kurzen Überblick und Vergleich ausgewählter, publizierter Studien mit Angabe der verwendeten Nadelgrößen und weiteren methodischen Kriterien gibt Tabelle 10, S.82.

Die Konstriktion der transversen Aorta der Maus führt über eine linksventrikuläre Druckbelastung zur progressiven, kompensatorischen Hypertrophie und letztlich zur Herzinsuffizienz. Jedoch treten selbst bei gleichgeschlechtlichen Tieren derselben Züchtung Unterschiede im Ausprägungsgrad der Hypertrophie als auch in der Zeit bis zur Manifestation der Herzinsuffizienz auf[86] (und eigene Beobachtungen). In einer Studie von Liao et al.[95] wiesen nur 60% der Versuchsmäuse eine Herzinsuffizienz elf

Diskussion

Wochen postoperativ auf. Des Weiteren war ein Anstieg der Variabilität des linksventrikulären Gewichts elf Wochen postoperativ gegenüber der zweiten, vierten und sechsten Woche postoperativ zu beobachten. Mögliche Gründe, die eine Variabilität der Hypertrophieantwort erklären, sind eine vorzeitige Lösung oder Lockerung des Knotens oder ein Einwachsen des Fadens in die Aortenwand[86]. Ebenso kann die Menge des Bindegewebes, das beim Freilegen der Aorta entfernt wird, variieren. Bleibt Bindegewebe *in situ* zurück, so fällt die Stenose enger aus als beabsichtigt.

Lygate et al.[86] veranschlagten aufgrund ihrer Beobachtungen den Anteil der Mäuse, bei denen der Faden in die Aortenwand einwuchs, auf bis zu 30%. Um ein Einwachsen des Fadens zu vermeiden, empfehlen sie das Knüpfen zweier Suturen nebeneinander. Dies führe jedoch zu einer schnelleren und schwereren Hypertrophiebildung.

Die erörterten methodischen Mängel und die Verwendung verschiedener Nadelgrößen können den Vergleich von Ergebnissen verschiedener Studien erschweren.

4.3.2 Limitationen und Perspektiven des ERβ Knock-Out Modells

Diese Untersuchung verwendete Mäuse mit einer systemischen Deletion des ERβ. Da Östrogenrezeptoren sowohl Homo- als auch Heterodimere bilden können[59, 67] und somit zu einer komplexen Regulation der Genexpression in Zellen, die beide Rezeptorsubtypen exprimieren, führen[55], könnten einige Befunde hinsichtlich der Entwicklung der Linksherzhypertrophie und Dysfunktion bei Mäusen mit Deletion des ERβ durch ERα allein beeinflusst worden sein.

Dafür spricht ebenso das Konzept der ‚Ying-Yang' Beziehung der Östrogenrezeptoren, die besagt, dass die Rezeptorsubtypen physiologisch gegensätzliche und überlappende Funktionen regulieren[53, 96]. Dieses Konzept

Diskussion

wird ebenso durch Beobachtungen von Nikolic et al. gestützt. Sie zeigten, dass einige Gene durch Estradiol (ein nichtselektiver ER-Agonist) anders reguliert wurden als nach alleiniger Gabe von *DPN* (ein ERβ-selektiver Agonist)[1].

Dank der Entwicklung selektiver ERα- und ERβ-Agonisten und Antagonisten ist die Funktionsanalyse der Rezeptorsubtypen nicht mehr alleine auf die Verwendung genetischer Knock-Out Modelle beschränkt, sondern kann auf pharmakologischem Wege untersucht werden[2, 27].

Diskussion

Tabelle 10: Vergleich ausgewählter publizierter Studien, die eine Myokardhypertrophie bei Mäusen mittels Aortenbanding induzierten und ausgewählter methodischer Kriterien. k.A. = keine Angabe, n.s. = nicht signifikant, TAC = Transverse Aortic Constriction, MTAB = Minimally Invasive Transverse Aortic Banding, Asz. Aorta = Banding der aszendierenden Aorta.

Studie	Sex	Gewicht	Stamm	Gauge + Art der OP	Alter bei OP	Anästhesie	Hypertrophie-zunahme	Abfall der EF
Rockman et al.[72] 1991	k.A.	18-22g	C57BL/6	27, TAC	8 Wochen	Ketamin/ Xylazin/ Morphium	41% nach 7 Tagen	k.A.
Van Eickels et al.[28] 2001	W	k.A.	C57BL/6	27, TAC	k.A.	Ketamin/ Xylazin	~100% nach 4 und 8 Wochen	k.A.
Weinberg[97] 2003	M/W	k.A.	FVB	27, TAC	8 Wochen	Ketamin/ Xylazin	~50% nach 30 Wochen	n.s.
Hu et al.[94] 2003	M	20-30g	C57BL/6	27, MTAB	k.A.	Chloral-hydrat	~65% nach 2 Wochen	n.s.
Tarnavski et al.[73] 2004	k.A.	k.A.	FVB/N, C57BL/6	25, Asz. Aorta	11-12 Wochen	Trapanal	k.A.	k.A.
Skavdahl et al.[32] 2004	M/W	18-25g	C57BL/6	27, TAC	7 Wochen	Isofluran	W: 31% und M: 64% nach 2 Wochen	n.s.
Takimoto et al.[98] 2005	k.A.	k.A.	C57BL/6	k.A.	8-11 Wochen	k.A.	>100% nach 3 Wochen, >150% nach 9 Wochen	Signifikant
Kee et al.[99] 2006	M	k.A.	CD1	22, Asz. Aorta	k.A.	Ketamin/ Xylazin	~50% nach 2 Wochen	n.s.
Babiker et al.[31] 2006	W	k.A.	C57BL/6	k.A.	10 Wochen	Ketamin/ Xylazin	35-50% nach 4 Wochen	k.A.
Roos et al.[100] 2007	k.A.	k.A.	C57BL/6 x C3HF1	27, TAC	4 Monate	k.A.	60% nach 3 Wochen	n.s.
Smeets et al.[93] 2008	M	k.A.	C57BL/6	25, TAC	12-14 Wochen	Ketamin/ Xylazin/ Isofluran	~23% nach 4 Wochen	n.s.
Diese Studie	M/W	18-25g	C57BL/6	26, TAC	9-10 Wochen	Ketamin/ Xylazin	Siehe Tabelle 7, S. 61	Signifikant

ZUSAMMENFASSUNG

Hintergrund und Ziel – Frauen und Männer unterscheiden sich deutlich in Pathogenese und Verlauf der linksventrikulären Hypertrophie und Herzinsuffizienz. Diese Geschlechterunterschiede können zumindest partiell auf Sexualhormone, besonders Östrogene zurückgeführt werden. Östrogene wirken biologisch über zwei verschiedene Östrogenrezeptoren: ERα und ERβ. Viele Befunde weisen auf eine kardioprotektive Wirkung der Östrogene und speziell auf eine besondere Rolle des ERβ bei der Entwicklung der druckinduzierten Myokardhypertrophie und Dysfunktion hin. Das Ziel dieser Studie war es, die Rolle des ERβ für die geschlechtsspezifische Entwicklung der druckinduzierten Myokardhypertrophie und linksventrikulären Dysfunktion bei Mäusen zu untersuchen.

Methoden – An männlichen und weiblichen Wildtypmäusen (WT) und Mäusen mit Deletion des ERβ (ERβ$^{-/-}$) wurde die transverse Aortenkonstriktion (TAC) bzw. Scheinoperation (SHAM) durchgeführt. Jedes Tier wurde zwei, drei, vier, sechs und neun Wochen nach der Operation echokardiografisch untersucht. Dabei wurden der transstenotische Druckgradient, die linksventrikuläre Masse (LVM/TL), Auswurfsfraktion (EF) und relative diastolische Wanddicke bestimmt.

Ergebnisse – Zwei Wochen nach TAC wurde die systolische Pumpfunktion aller Gruppen infolge signifikanter Myokardhypertrophie und konzentrischen *Remodelings* gleichmäßig aufrechterhalten. *Geschlechterunterschiede in der Entwicklung der Linksherzhypertrophie wurden beobachtet*: Männliche Wildtypmäuse entwickelten nach TAC eine signifikant stärkere linksventrikuläre Hypertrophie als altersgleiche, weibliche Wildtypmäuse (4.-9.Woche p<0,02).

Zusammenfassung

ERβ modulierte die Hypertrophieantwort geschlechtsspezifisch: Weibliche ERβ$^{-/-}$-Tiere zeigten nach TAC einen Trend zu einer stärkeren konzentrischen Linksherzhypertrophie mit ausgeprägter Septum und Hinterwanddicke als weibliche Wildtyptiere. ERβ hemmt somit das exzentrische Ventrikelwachstum bei weiblichen Wildtyptieren.

Männliche Mäuse mit Deletion des ERβ entwickelten im neunwöchigen Verlauf eine niedrigere Linksherzhypertrophie als männliche Wildtyptiere. Beide Gruppen wiesen dabei eine Abnahme der relativen Hinterwanddicken und somit eine exzentrische Hypertrophie auf. Dies war bei ERβ$^{-/-}$-Mäusen etwas stärker ausgeprägt als bei WT-Tieren. Des Weiteren zeigten männliche ERβ$^{-/-}$-Mäuse gegenüber den weiblichen Vergleichstieren neun Wochen nach TAC einen signifikanten Abfall des transstenotischen Druckgradienten.

Es bestanden Geschlechterunterschiede der kardialen Funktion bei Druckhypertrophie: Männliche Versuchsgruppen zeigten gegenüber weiblichen Mäusen eine im Trend schlechtere Ventrikelfunktion und neun Wochen nach TAC einen Verlust des konzentrischen *Remodelings* mit signifikanter Ventrikeldilatation (9.Woche $p<0,05$). ERβ hatte keinen signifikanten Einfluss auf die systolische Funktion.

Schlussfolgerung – Das Geschlecht beeinflusst signifikant die Entwicklung der Linksherzhypertrophie und linksventrikulären Dysfunktion nach Druckbelastung. ERβ wirkt hierbei modulierend.

Bisherige Studien zeigten vornehmlich einen protektiven Effekt des ERβ für das weibliche Herz. Diese Untersuchung zeigt darüber hinaus eine protektive Wirkung des ERβ auf die Hypertrophieantwort des männlichen Myokards.

Weitere Studien sind nötig, um die Rolle des ERβ für die geschlechtsspezifische Entwicklung der Myokardhypertrophie und Herzinsuffizienz bei Frau und Mann zu untersuchen.

LITERATURVERZEICHNIS

1. Nikolic I, Liu D, Bell JA, Collins J, Steenbergen C, Murphy E. Treatment with an estrogen receptor-beta-selective agonist is cardioprotective. *J Mol Cell Cardiol.* 2007;42(4):769-780.
2. Koehler KF, Helguero LA, Haldosen LA, Warner M, Gustafsson JA. Reflections on the discovery and significance of estrogen receptor beta. *Endocr Rev.* 2005;26(3):465-478.
3. Frey N, Olson EN. Cardiac hypertrophy: the good, the bad, and the ugly. *Annu Rev Physiol.* 2003;65:45-79.
4. Mehta PA, Cowie MR. Gender and heart failure: a population perspective. *Heart.* 2006;92 Suppl 3:iii14-18.
5. Meijs MF, de Windt LJ, de Jonge N, Cramer MJ, Bots ML, Mali WP, Doevendans PA. Left ventricular hypertrophy: a shift in paradigm. *Curr Med Chem.* 2007;14(2):157-171.
6. Lips DJ, deWindt LJ, van Kraaij DJ, Doevendans PA. Molecular determinants of myocardial hypertrophy and failure: alternative pathways for beneficial and maladaptive hypertrophy. *Eur Heart J.* 2003;24(10):883-896.
7. Schwartzbauer G, Robbins J. Matters of sex: sex matters. *Circulation.* 2001;104(12):1333-1335.
8. Lorell BH, Carabello BA. Left ventricular hypertrophy: pathogenesis, detection, and prognosis. *Circulation.* 2000;102(4):470-479.
9. Witt H, Schubert C, Jaekel J, Fliegner D, Penkalla A, Tiemann K, Stypmann J, Roepcke S, Brokat S, Mahmoodzadeh S, Brozova E, Davidson MM, Ruiz Noppinger P, Grohe C, Regitz-Zagrosek V. Sex-specific pathways in early cardiac response to pressure overload in mice. *J Mol Med.* 2008;86(9):1013-1024.
10. Kannel WB. Incidence and epidemiology of heart failure. *Heart Fail Rev.* 2000;5(2):167-173.

11. Regitz-Zagrosek V, Lehmkuhl E. Heart failure and its treatment in women. Role of hypertension, diabetes, and estrogen. *Herz.* 2005;30(5):356-367.
12. Hayward CS, Webb CM, Collins P. Effect of sex hormones on cardiac mass. *Lancet.* 2001;357(9265):1354-1356.
13. Leinwand LA. Sex is a potent modifier of the cardiovascular system. *J Clin Invest.* 2003;112(3):302-307.
14. Vuolteenaho O, Ruskoaho H. Gender matters: estrogen protects from cardiac hypertrophy. *Trends Endocrinol Metab.* 2003;14(2):52-54.
15. Regitz-Zagrosek V, Brokat S, Tschope C. Role of gender in heart failure with normal left ventricular ejection fraction. *Prog Cardiovasc Dis.* 2007;49(4):241-251.
16. O'Meara E, Clayton T, McEntegart MB, McMurray JJ, Pina IL, Granger CB, Ostergren J, Michelson EL, Solomon SD, Pocock S, Yusuf S, Swedberg K, Pfeffer MA. Sex differences in clinical characteristics and prognosis in a broad spectrum of patients with heart failure: results of the Candesartan in Heart failure: Assessment of Reduction in Mortality and morbidity (CHARM) program. *Circulation.* 2007;115(24):3111-3120.
17. Regitz-Zagrosek V, Lehmkuhl E, Lehmkuhl HB. [Heart failure - are there gender aspects?]. *Internist (Berl).* 2008;49(4):422-428.
18. Hayward CS, Kelly RP, Collins P. The roles of gender, the menopause and hormone replacement on cardiovascular function. *Cardiovasc Res.* 2000;46(1):28-49.
19. Schonfelder G. The biological impact of estrogens on gender differences in congestive heart failure. *Cardiovasc Res.* 2005;67(4):573-574.
20. Hulley SB, Grady D. The WHI estrogen-alone trial--do things look any better? *Jama.* 2004;291(14):1769-1771.
21. Deroo BJ, Korach KS. Estrogen receptors and human disease. *J Clin Invest.* 2006;116(3):561-570.

22. Stampfer MJ, Colditz GA, Willett WC, Manson JE, Rosner B, Speizer FE, Hennekens CH. Postmenopausal estrogen therapy and cardiovascular disease. Ten-year follow-up from the nurses' health study. *N Engl J Med.* 1991;325(11):756-762.

23. Grady D, Rubin SM, Petitti DB, Fox CS, Black D, Ettinger B, Ernster VL, Cummings SR. Hormone therapy to prevent disease and prolong life in postmenopausal women. *Ann Intern Med.* 1992;117(12):1016-1037.

24. Grady D, Herrington D, Bittner V, Blumenthal R, Davidson M, Hlatky M, Hsia J, Hulley S, Herd A, Khan S, Newby LK, Waters D, Vittinghoff E, Wenger N. Cardiovascular disease outcomes during 6.8 years of hormone therapy: Heart and Estrogen/progestin Replacement Study follow-up (HERS II). *Jama.* 2002;288(1):49-57.

25. Waters DD, Alderman EL, Hsia J, Howard BV, Cobb FR, Rogers WJ, Ouyang P, Thompson P, Tardif JC, Higginson L, Bittner V, Steffes M, Gordon DJ, Proschan M, Younes N, Verter JI. Effects of hormone replacement therapy and antioxidant vitamin supplements on coronary atherosclerosis in postmenopausal women: a randomized controlled trial. *Jama.* 2002;288(19):2432-2440.

26. Hulley S, Grady D, Bush T, Furberg C, Herrington D, Riggs B, Vittinghoff E. Randomized trial of estrogen plus progestin for secondary prevention of coronary heart disease in postmenopausal women. Heart and Estrogen/progestin Replacement Study (HERS) Research Group. *JAMA.* 1998;280(7):605-613.

27. Pelzer T, Loza PA, Hu K, Bayer B, Dienesch C, Calvillo L, Couse JF, Korach KS, Neyses L, Ertl G. Increased mortality and aggravation of heart failure in estrogen receptor-beta knockout mice after myocardial infarction. *Circulation.* 2005;111(12):1492-1498.

28. van Eickels M, Grohe C, Cleutjens JP, Janssen BJ, Wellens HJ, Doevendans PA. 17beta-estradiol attenuates the development of pressure-overload hypertrophy. *Circulation.* 2001;104(12):1419-1423.

29. Nordmeyer J, Eder S, Mahmoodzadeh S, Martus P, Fielitz J, Bass J, Bethke N, Zurbrugg HR, Pregla R, Hetzer R, Regitz-Zagrosek V. Upregulation of myocardial estrogen receptors in human aortic stenosis. *Circulation.* 2004;110(20):3270-3275.
30. Mahmoodzadeh S, Eder S, Nordmeyer J, Ehler E, Huber O, Martus P, Weiske J, Pregla R, Hetzer R, Regitz-Zagrosek V. Estrogen receptor alpha up-regulation and redistribution in human heart failure. *Faseb J.* 2006;20(7):926-934.
31. Babiker FA, Lips D, Meyer R, Delvaux E, Zandberg P, Janssen B, van Eys G, Grohe C, Doevendans PA. Estrogen receptor beta protects the murine heart against left ventricular hypertrophy. *Arterioscler Thromb Vasc Biol.* 2006;26(7):1524-1530.
32. Skavdahl M, Steenbergen C, Clark J, Myers P, Demianenko T, Mao L, Rockman HA, Korach KS, Murphy E. Estrogen receptor-beta mediates male-female differences in the development of pressure overload hypertrophy. *Am J Physiol Heart Circ Physiol.* 2005;288(2):H469-476.
33. Pedram A, Razandi M, Lubahn D, Liu J, Vannan M, Levin ER. Estrogen Inhibits Cardiac Hypertrophy: Role of Estrogen Receptor Beta to Inhibit Calcineurin. *Endocrinology.* 2008.
34. Peter I, Shearman AM, Vasan RS, Zucker DR, Schmid CH, Demissie S, Cupples LA, Kuvin JT, Karas RH, Mendelsohn ME, Housman DE, Benjamin EJ. Association of estrogen receptor beta gene polymorphisms with left ventricular mass and wall thickness in women. *Am J Hypertens.* 2005;18(11):1388-1395.
35. Quinones MA, Otto CM, Stoddard M, Waggoner A, Zoghbi WA. Recommendations for quantification of Doppler echocardiography: a report from the Doppler Quantification Task Force of the Nomenclature and Standards Committee of the American Society of Echocardiography. *J Am Soc Echocardiogr.* 2002;15(2):167-184.

36. Sahn DJ, DeMaria A, Kisslo J, Weyman A. Recommendations regarding quantitation in M-mode echocardiography: results of a survey of echocardiographic measurements. *Circulation.* 1978;58(6):1072-1083.

37. Schiller NB, Shah PM, Crawford M, DeMaria A, Devereux R, Feigenbaum H, Gutgesell H, Reichek N, Sahn D, Schnittger I, et al. Recommendations for quantitation of the left ventricle by two-dimensional echocardiography. American Society of Echocardiography Committee on Standards, Subcommittee on Quantitation of Two-Dimensional Echocardiograms. *J Am Soc Echocardiogr.* 1989;2(5):358-367.

38. Collins KA, Korcarz CE, Lang RM. Use of echocardiography for the phenotypic assessment of genetically altered mice. *Physiol Genomics.* 2003;13(3):227-239.

39. Collins KA, Korcarz CE, Shroff SG, Bednarz JE, Fentzke RC, Lin H, Leiden JM, Lang RM. Accuracy of echocardiographic estimates of left ventricular mass in mice. *Am J Physiol Heart Circ Physiol.* 2001;280(5):H1954-1962.

40. Zhou YQ, Foster FS, Nieman BJ, Davidson L, Chen XJ, Henkelman RM. Comprehensive transthoracic cardiac imaging in mice using ultrasound biomicroscopy with anatomical confirmation by magnetic resonance imaging. *Physiol Genomics.* 2004;18(2):232-244.

41. Levy D, Garrison RJ, Savage DD, Kannel WB, Castelli WP. Prognostic implications of echocardiographically determined left ventricular mass in the Framingham Heart Study. *N Engl J Med.* 1990;322(22):1561-1566.

42. Levy D, Savage DD, Garrison RJ, Anderson KM, Kannel WB, Castelli WP. Echocardiographic criteria for left ventricular hypertrophy: the Framingham Heart Study. *Am J Cardiol.* 1987;59(9):956-960.

43. Mangelsdorf DJ, Thummel C, Beato M, Herrlich P, Schutz G, Umesono K, Blumberg B, Kastner P, Mark M, Chambon P, Evans RM. The

nuclear receptor superfamily: the second decade. *Cell.* 1995;83(6):835-839.

44. Nilsson S, Makela S, Treuter E, Tujague M, Thomsen J, Andersson G, Enmark E, Pettersson K, Warner M, Gustafsson JA. Mechanisms of estrogen action. *Physiol Rev.* 2001;81(4):1535-1565.

45. Paech K, Webb P, Kuiper GG, Nilsson S, Gustafsson J, Kushner PJ, Scanlan TS. Differential ligand activation of estrogen receptors ERalpha and ERbeta at AP1 sites. *Science.* 1997;277(5331):1508-1510.

46. Kuiper GG, Enmark E, Pelto-Huikko M, Nilsson S, Gustafsson JA. Cloning of a novel receptor expressed in rat prostate and ovary. *Proc Natl Acad Sci U S A.* 1996;93(12):5925-5930.

47. Kuiper GG, Carlsson B, Grandien K, Enmark E, Haggblad J, Nilsson S, Gustafsson JA. Comparison of the ligand binding specificity and transcript tissue distribution of estrogen receptors alpha and beta. *Endocrinology.* 1997;138(3):863-870.

48. Enmark E, Pelto-Huikko M, Grandien K, Lagercrantz S, Lagercrantz J, Fried G, Nordenskjold M, Gustafsson JA. Human estrogen receptor beta-gene structure, chromosomal localization, and expression pattern. *J Clin Endocrinol Metab.* 1997;82(12):4258-4265.

49. Dahlman-Wright K, Cavailles V, Fuqua SA, Jordan VC, Katzenellenbogen JA, Korach KS, Maggi A, Muramatsu M, Parker MG, Gustafsson JA. International Union of Pharmacology. LXIV. Estrogen receptors. *Pharmacol Rev.* 2006;58(4):773-781.

50. Saunders PT. Oestrogen receptor beta (ER beta). *Rev Reprod.* 1998;3(3):164-171.

51. Menasce LP, White GR, Harrison CJ, Boyle JM. Localization of the estrogen receptor locus (ESR) to chromosome 6q25.1 by FISH and a simple post-FISH banding technique. *Genomics.* 1993;17(1):263-265.

52. Zhao C, Dahlman-Wright K, Gustafsson JA. Estrogen receptor beta: an overview and update. *Nucl Recept Signal.* 2008;6:e003.

53. Matthews J, Gustafsson JA. Estrogen signaling: a subtle balance between ER alpha and ER beta. *Mol Interv.* 2003;3(5):281-292.
54. Grohe C, Kahlert S, Lobbert K, Stimpel M, Karas RH, Vetter H, Neyses L. Cardiac myocytes and fibroblasts contain functional estrogen receptors. *FEBS Lett.* 1997;416(1):107-112.
55. Mendelsohn ME, Karas RH. The protective effects of estrogen on the cardiovascular system. *N Engl J Med.* 1999;340(23):1801-1811.
56. Saunders PT, Maguire SM, Gaughan J, Millar MR. Expression of oestrogen receptor beta (ER beta) in multiple rat tissues visualised by immunohistochemistry. *J Endocrinol.* 1997;154(3):R13-16.
57. Taylor AH, Al-Azzawi F. Immunolocalisation of oestrogen receptor beta in human tissues. *J Mol Endocrinol.* 2000;24(1):145-155.
58. Forster C, Kietz S, Hultenby K, Warner M, Gustafsson JA. Characterization of the ERbeta-/-mouse heart. *Proc Natl Acad Sci U S A.* 2004;101(39):14234-14239.
59. Regitz-Zagrosek V, Wintermantel TM, Schubert C. Estrogens and SERMs in coronary heart disease. *Curr Opin Pharmacol.* 2007;7(2):130-139.
60. Nuedling S, Karas RH, Mendelsohn ME, Katzenellenbogen JA, Katzenellenbogen BS, Meyer R, Vetter H, Grohe C. Activation of estrogen receptor beta is a prerequisite for estrogen-dependent upregulation of nitric oxide synthases in neonatal rat cardiac myocytes. *FEBS Lett.* 2001;502(3):103-108.
61. Katzenellenbogen JA, Katzenellenbogen BS. Nuclear hormone receptors: ligand-activated regulators of transcription and diverse cell responses. *Chem Biol.* 1996;3(7):529-536.
62. Shibata H, Spencer TE, Onate SA, Jenster G, Tsai SY, Tsai MJ, O'Malley BW. Role of co-activators and co-repressors in the mechanism of steroid/thyroid receptor action. *Recent Prog Horm Res.* 1997;52:141-164; discussion 164-145.

63. Rachez C, Freedman LP. Mediator complexes and transcription. *Curr Opin Cell Biol.* 2001;13(3):274-280.
64. Beekman JM, Allan GF, Tsai SY, Tsai MJ, O'Malley BW. Transcriptional activation by the estrogen receptor requires a conformational change in the ligand binding domain. *Mol Endocrinol.* 1993;7(10):1266-1274.
65. McKenna NJ, Lanz RB, O'Malley BW. Nuclear receptor coregulators: cellular and molecular biology. *Endocr Rev.* 1999;20(3):321-344.
66. Mendelsohn ME, Karas RH. Molecular and cellular basis of cardiovascular gender differences. *Science.* 2005;308(5728):1583-1587.
67. Cowley SM, Hoare S, Mosselman S, Parker MG. Estrogen receptors alpha and beta form heterodimers on DNA. *J Biol Chem.* 1997;272(32):19858-19862.
68. Pedram A, Razandi M, Levin ER. Nature of functional estrogen receptors at the plasma membrane. *Mol Endocrinol.* 2006;20(9):1996-2009.
69. Revankar CM, Cimino DF, Sklar LA, Arterburn JB, Prossnitz ER. A transmembrane intracellular estrogen receptor mediates rapid cell signaling. *Science.* 2005;307(5715):1625-1630.
70. Korte T, Fuchs M, Arkudas A, Geertz S, Meyer R, Gardiwal A, Klein G, Niehaus M, Krust A, Chambon P, Drexler H, Fink K, Grohe C. Female mice lacking estrogen receptor beta display prolonged ventricular repolarization and reduced ventricular automaticity after myocardial infarction. *Circulation.* 2005;111(18):2282-2290.
71. Mendelsohn ME. Mechanisms of estrogen action in the cardiovascular system. *J Steroid Biochem Mol Biol.* 2000;74(5):337-343.
72. Rockman HA, Ross RS, Harris AN, Knowlton KU, Steinhelper ME, Field LJ, Ross J, Jr., Chien KR. Segregation of atrial-specific and inducible expression of an atrial natriuretic factor transgene in an in vivo murine

model of cardiac hypertrophy. *Proc Natl Acad Sci U S A.* 1991;88(18):8277-8281.

73. Tarnavski O, McMullen JR, Schinke M, Nie Q, Kong S, Izumo S. Mouse cardiac surgery: comprehensive techniques for the generation of mouse models of human diseases and their application for genomic studies. *Physiol Genomics.* 2004;16(3):349-360.

74. Sakata Y, Hoit BD, Liggett SB, Walsh RA, Dorn GW, 2nd. Decompensation of pressure-overload hypertrophy in G alpha q-overexpressing mice. *Circulation.* 1998;97(15):1488-1495.

75. Krege JH, Hodgin JB, Couse JF, Enmark E, Warner M, Mahler JF, Sar M, Korach KS, Gustafsson JA, Smithies O. Generation and reproductive phenotypes of mice lacking estrogen receptor beta. *Proc Natl Acad Sci U S A.* 1998;95(26):15677-15682.

76. Hartley CJ, Taffet GE, Reddy AK, Entman ML, Michael LH. Noninvasive cardiovascular phenotyping in mice. *Ilar J.* 2002;43(3):147-158.

77. Devereux RB, Alonso DR, Lutas EM, Gottlieb GJ, Campo E, Sachs I, Reichek N. Echocardiographic assessment of left ventricular hypertrophy: comparison to necropsy findings. *Am J Cardiol.* 1986;57(6):450-458.

78. Teichholz LE, Kreulen T, Herman MV, Gorlin R. Problems in echocardiographic volume determinations: echocardiographic-angiographic correlations in the presence of absence of asynergy. *Am J Cardiol.* 1976;37(1):7-11.

79. Gaasch WH. Left ventricular radius to wall thickness ratio. *Am J Cardiol.* 1979;43(6):1189-1194.

80. Reichek N, Devereux RB. Reliable estimation of peak left ventricular systolic pressure by M-mode echographic-determined end-diastolic relative wall thickness: identification of severe valvular aortic stenosis in adult patients. *Am Heart J.* 1982;103(2):202-203.

81. Legget ME, Kuusisto J, Healy NL, Fujioka M, Schwaegler RG, Otto CM. Gender differences in left ventricular function at rest and with exercise in asymptomatic aortic stenosis. *Am Heart J.* 1996;131(1):94-100.
82. Douglas PS, Otto CM, Mickel MC, Labovitz A, Reid CL, Davis KB. Gender differences in left ventricle geometry and function in patients undergoing balloon dilatation of the aortic valve for isolated aortic stenosis. NHLBI Balloon Valvuloplasty Registry. *Br Heart J.* 1995;73(6):548-554.
83. Li L, Shigematsu Y, Hamada M, Hiwada K. Relative wall thickness is an independent predictor of left ventricular systolic and diastolic dysfunctions in essential hypertension. *Hypertens Res.* 2001;24(5):493-499.
84. Satoh M, Matter CM, Ogita H, Takeshita K, Wang CY, Dorn GW, 2nd, Liao JK. Inhibition of apoptosis-regulated signaling kinase-1 and prevention of congestive heart failure by estrogen. *Circulation.* 2007;115(25):3197-3204.
85. Beer S, Reincke M, Kral M, Callies F, Stromer H, Dienesch C, Steinhauer S, Ertl G, Allolio B, Neubauer S. High-dose 17beta-estradiol treatment prevents development of heart failure post-myocardial infarction in the rat. *Basic Res Cardiol.* 2007;102(1):9-18.
86. Lygate CA, Schneider JE, Hulbert K, ten Hove M, Sebag-Montefiore LM, Cassidy PJ, Clarke K, Neubauer S. Serial high resolution 3D-MRI after aortic banding in mice: band internalization is a source of variability in the hypertrophic response. *Basic Res Cardiol.* 2006;101(1):8-16.
87. Schmitt JP, Semsarian C, Arad M, Gannon J, Ahmad F, Duffy C, Lee RT, Seidman CE, Seidman JG. Consequences of pressure overload on sarcomere protein mutation-induced hypertrophic cardiomyopathy. *Circulation.* 2003;108(9):1133-1138.

88. Fliegner D. Dissertationsarbeit: Geschlechterunterschiede bei drucklastinduzierter Myokardhypertrophie im Mausmodell - Einfluss von Östrogenrezeptor beta. 2008.
89. Douglas PS, Katz SE, Weinberg EO, Chen MH, Bishop SP, Lorell BH. Hypertrophic remodeling: gender differences in the early response to left ventricular pressure overload. *J Am Coll Cardiol.* 1998;32(4):1118-1125.
90. Aurigemma GP, Silver KH, McLaughlin M, Mauser J, Gaasch WH. Impact of chamber geometry and gender on left ventricular systolic function in patients > 60 years of age with aortic stenosis. *Am J Cardiol.* 1994;74(8):794-798.
91. Carroll JD, Carroll EP, Feldman T, Ward DM, Lang RM, McGaughey D, Karp RB. Sex-associated differences in left ventricular function in aortic stenosis of the elderly. *Circulation.* 1992;86(4):1099-1107.
92. Bartunek J, Weinberg EO, Tajima M, Rohrbach S, Katz SE, Douglas PS, Lorell BH. Chronic N(G)-nitro-L-arginine methyl ester-induced hypertension : novel molecular adaptation to systolic load in absence of hypertrophy. *Circulation.* 2000;101(4):423-429.
93. Smeets PJ, Teunissen BE, Willemsen PH, van Nieuwenhoven FA, Brouns AE, Janssen BJ, Cleutjens JP, Staels B, van der Vusse GJ, van Bilsen M. Cardiac hypertrophy is enhanced in PPAR{alpha}-/- mice in response to chronic pressure overload. *Cardiovasc Res.* 2008.
94. Hu P, Zhang D, Swenson L, Chakrabarti G, Abel ED, Litwin SE. Minimally invasive aortic banding in mice: effects of altered cardiomyocyte insulin signaling during pressure overload. *Am J Physiol Heart Circ Physiol.* 2003;285(3):H1261-1269.
95. Liao Y, Ishikura F, Beppu S, Asakura M, Takashima S, Asanuma H, Sanada S, Kim J, Ogita H, Kuzuya T, Node K, Kitakaze M, Hori M. Echocardiographic assessment of LV hypertrophy and function in

aortic-banded mice: necropsy validation. *Am J Physiol Heart Circ Physiol.* 2002;282(5):H1703-1708.

96. Lindberg MK, Moverare S, Skrtic S, Gao H, Dahlman-Wright K, Gustafsson JA, Ohlsson C. Estrogen receptor (ER)-beta reduces ERalpha-regulated gene transcription, supporting a "ying yang" relationship between ERalpha and ERbeta in mice. *Mol Endocrinol.* 2003;17(2):203-208.

97. Weinberg EO, Mirotsou M, Gannon J, Dzau VJ, Lee RT, Pratt RE. Sex dependence and temporal dependence of the left ventricular genomic response to pressure overload. *Physiol Genomics.* 2003;12(2):113-127.

98. Takimoto E, Champion HC, Li M, Belardi D, Ren S, Rodriguez ER, Bedja D, Gabrielson KL, Wang Y, Kass DA. Chronic inhibition of cyclic GMP phosphodiesterase 5A prevents and reverses cardiac hypertrophy. *Nat Med.* 2005;11(2):214-222.

99. Kee HJ, Sohn IS, Nam KI, Park JE, Qian YR, Yin Z, Ahn Y, Jeong MH, Bang YJ, Kim N, Kim JK, Kim KK, Epstein JA, Kook H. Inhibition of histone deacetylation blocks cardiac hypertrophy induced by angiotensin II infusion and aortic banding. *Circulation.* 2006;113(1):51-59.

100. Roos KP, Jordan MC, Fishbein MC, Ritter MR, Friedlander M, Chang HC, Rahgozar P, Han T, Garcia AJ, Maclellan WR, Ross RS, Philipson KD. Hypertrophy and heart failure in mice overexpressing the cardiac sodium-calcium exchanger. *J Card Fail.* 2007;13(4):318-329.

PUBLIKATIONSLISTE

Westphal C, Schubert C, Prelle K, Penkalla A, Fliegner D, Petrov G, Regitz-Zagrosek V. Effects of estrogen, an eralpha agonist and raloxifene on pressure overload induced cardiac hypertrophy. *PloS one.* 2012;7:e50802

Fliegner D, Schubert C, Penkalla A, Witt H, Kararigas G, Dworatzek E, Staub E, Martus P, Ruiz Noppinger P, Kintscher U, Gustafsson JA, Regitz-Zagrosek V. Female sex and estrogen receptor-beta attenuate cardiac remodeling and apoptosis in pressure overload. *American journal of physiology. Regulatory, integrative and comparative physiology.* 2010;298:R1597-1606

Witt H, Schubert C, Jaekel J, Fliegner D, Penkalla A, Tiemann K, Stypmann J, Roepcke S, Brokat S, Mahmoodzadeh S, Brozova E, Davidson MM, Ruiz Noppinger P, Grohe C, Regitz-Zagrosek V. Sex-specific pathways in early cardiac response to pressure overload in mice. *Journal of molecular medicine.* 2008;86:1013-1024

DANKSAGUNG

Bei meiner Doktormutter Frau Prof. Dr. med. Vera Regitz-Zagrosek möchte ich mich ganz herzlich für die Überlassung des Themas, für anregende und hilfreiche Diskussionen und konstruktive Kritik bedanken. Es hat mich immer sehr gefreut, ein offenes Ohr zu finden und auf ehrliche Art und Weise Gedanken austauschen zu können. Ihre professionelle Unterstützung und Interesse am Projekt waren sehr förderlich.

Bei meiner Betreuerin Frau Dr. rer.nat. Carola Schubert möchte ich mich für die gute und besonders freundliche Betreuung der Doktorarbeit bedanken. Während der tierexperimentellen Phase hat sie viele organisatorische Dinge auf sich genommen und das Projekt am Laufen gehalten. Die fortlaufenden Korrekturen und Gespräche gaben mir die Kraft, nie das Ziel aus den Augen zu verlieren.

Meiner Mitstreiterin, der Biologin Dr. rer. nat. Daniela Fliegner, danke ich herzlichst für die arbeitsame, gute und oft lustige Zeit, die wir zusammen in diversen Tierställen und außerhalb verbrachten. Vielen Dank für gute Ratschläge, Diskussionen und letztlich eine sehr schöne Freundschaft.

Des Weiteren danke ich Hr. Prof. Dr. Dr. med. Anker und allen Mitgliedern der AG Regitz-Zagrosek für eine kollegiale Zusammenarbeit und der DFG und der Charité für die finanzielle Unterstützung.

Bei meiner Mutter möchte ich mich bedanken, da sie mir ein gutes Vorbild war und bleibt und durch harte Arbeit, Fleiß und ein großes Herz alles gab, um ihre drei Söhne groß zu ziehen. Meinem Vater danke ich für lange Gespräche und gute Ratschläge in Hinblick auf mein Studium und die Doktorarbeit.

Danksagung

Letztlich möchte ich mich bei meinen Brüdern und Freunden und bei meiner Familie bedanken, die mich seit Jahren unterstützen und es immer wieder schaffen, mich zum Lachen und auf andere Gedanken zu bringen: Jan, Dominik, Ania, Anna, Ewa, Grete, Stefan, Tamy, Sergey, Michalski, Rod, Juan, Ingrid und Karina.

Im Andenken an meinen verstorbenen Stiefvater Otto Bojanic.

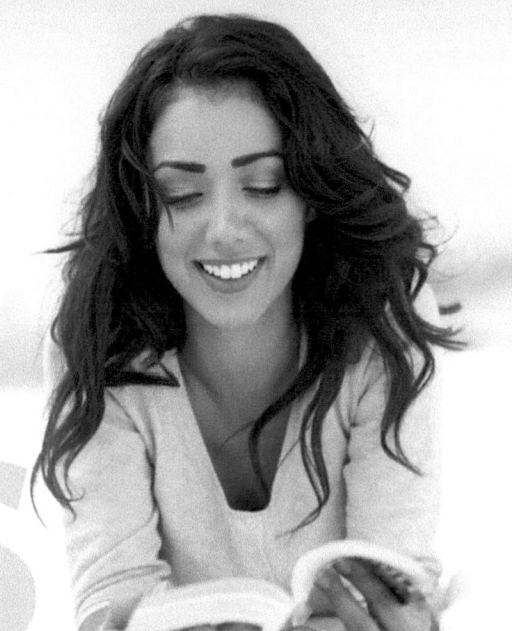

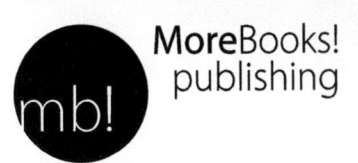

yes
i want morebooks!

Buy your books fast and straightforward online - at one of world's fastest growing online book stores! Environmentally sound due to Print-on-Demand technologies.

Buy your books online at
www.get-morebooks.com

Kaufen Sie Ihre Bücher schnell und unkompliziert online – auf einer der am schnellsten wachsenden Buchhandelsplattformen weltweit! Dank Print-On-Demand umwelt- und ressourcenschonend produziert.

Bücher schneller online kaufen
www.morebooks.de

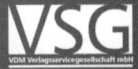 VDM Verlagsservicegesellschaft mbH
Heinrich-Böcking-Str. 6-8   Telefon: +49 681 3720 174   info@vdm-vsg.de
D - 66121 Saarbrücken   Telefax: +49 681 3720 1749   www.vdm-vsg.de

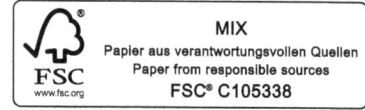

Printed by Books on Demand GmbH, Norderstedt / Germany